缺血性脑卒中
中西医健康管理手册

主　编　古　联

副主编　胡恕艳　黄紫倩　甘业静　宋潇宵　黄　沂

编　委　（按姓氏笔画排序）

王小玲　王洪海　邓　旭　邓丽纯　刘　薇　刘永辉　许津源

农亭婷　苏宇虹　苏良宣　李秋燕　李凌玉　张　杨　陆彩桃

陈文丽　林　霞　罗艳妮　郑斯礬　黄于珍　黄义松　黄华苓

黄宗丽　黄秋菊　黄洁梅　黄燕美　崔燕妮　梁姜燕　蒋柳婷

覃玉凤　覃淑梅　黎敏聪

人民卫生出版社
·北京·

图书在版编目（CIP）数据

缺血性脑卒中中西医健康管理手册 / 古联主编.
北京 ： 人民卫生出版社，2025. 6. -- ISBN 978-7-117
-38138-3

Ⅰ. R743. 31-62

中国国家版本馆 CIP 数据核字第 202545JC75 号

人卫智网	**www.ipmph.com**	医学教育、学术、考试、健康， 购书智慧智能综合服务平台
人卫官网	**www.pmph.com**	人卫官方资讯发布平台

缺血性脑卒中中西医健康管理手册
Quexuexing Naocuzhong Zhongxiyi Jiankang Guanli Shouce

主　　编：古　联
出版发行：人民卫生出版社（中继线 010-59780011）
地　　址：北京市朝阳区潘家园南里 19 号
邮　　编：100021
E - mail：pmph @ pmph.com
购书热线：010-59787592　010-59787584　010-65264830
印　　刷：河北博文科技印务有限公司
经　　销：新华书店
开　　本：710×1000　1/16　印张：13
字　　数：200 千字
版　　次：2025 年 6 月第 1 版
印　　次：2025 年 7 月第 1 次印刷
标准书号：ISBN 978-7-117-38138-3
定　　价：66.00 元
打击盗版举报电话：010-59787491　E-mail：WQ @ pmph.com
质量问题联系电话：010-59787234　E-mail：zhiliang @ pmph.com
数字融合服务电话：4001118166　E-mail：zengzhi @ pmph.com

前言

守护脑健康，从了解开始

健康是社会全面发展的必然要求，是经济发展的基础条件，是民族昌盛和国家富强的重要标志，也是广大人民群众的共同追求。因此，党的二十大报告明确指出：推进健康中国建设，加强重大慢性病健康管理，倡导文明健康生活方式。诚然，医理之深，非一时所能理解也。但是，医学科普将深奥、艰涩的医学理论转化为简明、易学、易懂的健康知识，有利于促进公众对疾病的认识，提高公众的健康素养。这对于推动医学科技的发展，实现"健康中国"这一伟大战略目标具有重要意义。

缺血性卒中，属中医学"中风病"范畴，以下简称"中风"，为常见的卒中类型，占我国新发卒中的 69.6%～72.8%。中风急性期住院期间的死亡率为 0.5%，并发症发生率为 12.8%；中风后 3 个月的病死率为 1.5%～3.2%、1 年病死率为 3.4%～6.0%；病后 3 个月的致残率为 14.6%～23.1%，1 年致残率为 13.9%～14.2%；病后 3 个月复发率为 6.5%，1 年复发率为 10.3%。因此，中风具有高发病率、高死亡率、高致残率、高复发率的特征，疾病负担沉重。中风的致病因素多样，如高血压、高血脂、高血糖、心房颤动（简称"房颤"）、肥胖等；病机复杂，涉及氧化应激、细胞凋亡、神经炎症等；临床症状也多样，表现为偏瘫、偏盲、偏身感觉障碍、吞咽障碍、言语障碍、认知障碍等；并发症更是层出不穷，如脑出血、癫痫、消化功能障碍、压疮等。目前被认为有效的治疗手段为静脉溶栓和血管内治疗，但由于治疗时间窗窄、各地医疗水平差异等因素，我国 2019—2020 年静脉溶栓率仅为 5.64%、血管内治疗率仅为 1.45%，临床治疗效果有限。因此，70%～80% 的中风患者伴有不同程度的后遗症，严重影响其身心健康。

本书以惠及百姓健康为目的，立足中风，内容丰富全面。全书对中风的论述及防治内容做到客观、准确、规范、完整，语言简明扼要、通俗易懂。全书共分五章，二十八节。第一章为中风科普，涵盖中风的概

3

述、识别及预警、救治方法、入院后常见检查及配合要点、三级预防，帮助患者、家属和医生早期识别中风，确保患者及时就医、明确诊断，制订合理的防治方案。第二章为中风的健康管理，重点讨论高危因素、常见症状及并发症、饮食及运动、情志、服药、排泄、管道等管理，旨在降低中风发病率、提高治疗有效率、减少复发率。第三章为中风的延续护理，介绍中风患者慢病管理基本流程、社区管理、居家康复、环境评估及居家改造指导、康复器具的使用及指导、日常活动能力训练指导、安全管理、照护者指导，有利于促进患者缺损神经功能恢复，提高其日常生活能力。第四章为中风的中医药特色疗法，包括中医方剂疗法、中医外治（艾条灸疗法、烫熨疗法、耳穴压豆疗法、穴位按摩疗法、药枕疗法、中药熏洗疗法、穴位贴敷疗法、拔罐疗法、刮痧疗法）、中医运动养生（太极拳、易筋经、五禽戏、六字诀、八段锦等）、中医食疗及代茶饮，突出中医优势，强调内外兼治，全方位防治。第五章为中风健康管理的常见误区，涉及中风的认知、饮食、用药误区，旨在帮助读者正确认识及防治中风。

笔者长期致力于脑病专科工作，临床经验丰富。以多年的临床实践、理论知识、科研成果和教学经验为基础，及时汇集成《缺血性脑卒中中西医健康管理手册》一书。本团队夜以继日地进行探讨、编写与校正，力求本书早日面世，惠及百姓。凡此种种，倍感欣慰，以此诚勉，为拙著增添色彩，特此鸣谢！

本书是一本中风科普专著，内容丰富、结构清晰、层次鲜明、语言简明。书中强调"防重于治，已病防变，瘥后防复"，突出中医特色疗法，使读者全面、系统地了解中风的健康管理与延续护理。我们希望纠正公众在中风认知、饮食和用药方面的误区，提高对中风的知晓率，解决患者就医时的困惑，并指导中风患者及家属在后期治疗及护理中的安全操作。本书适合脑病专科和中西医结合神经内科临床工作者，以及医学院校师生学习阅读，也可供中风患者及其家属阅读参考。

古联

2024 年 10 月

目录

第一章
缺血性脑卒中科普

第一节　概述

脑卒中又称急性脑血管病，俗称"中风"，它是由于脑血管突然破裂或阻塞引起脑缺血缺氧导致的一组疾病。在我国，脑卒中已成为城市和农村人口的第一位致残和死亡原因，每年有 150 万～200 万新发病例，且有逐年增多的趋势；我国现存脑卒中患者约 600 万～700 万，脑卒中患者中约 3/4 的幸存者有不同程度的残疾，约 1/4～3/4 的患者在 2～5 年内复发，给社会和家庭带来沉重的负担，也严重影响了患者的生活质量。因此，脑卒中的防治是我国重大疾病防控工作的重点。

脑卒中分为出血性脑卒中和缺血性脑卒中两个类别，本书将为大家介绍缺血性脑卒中。

缺血性脑卒中又称脑梗死，是由于脑部血液供应受到阻碍或中断，缺血、缺氧导致脑组织损伤、坏死，出现局灶性神经功能缺损症状的疾病，以口角歪斜、肢体偏瘫、吞咽功能障碍、言语功能障碍等为主症。缺血性脑卒中占脑卒中的 75% 以上，具有高发病率、高致残率、高死亡率和高复发率的"四高"特点。

脑梗死包括脑血栓形成和脑栓塞，二者最主要的区别在于血栓或栓子的来源。

缺血性脑卒中的主要临床表现有意识丧失、头晕、呕吐、视物模糊、一侧肢体无力、口眼歪斜、言语不清晰、饮水呛咳、双眼向一侧凝视等。

一、缺血性脑卒中的致病机制

1. 脑血栓形成是在脑动脉粥样硬化导致血管腔狭窄的基础上，因动脉壁粥样斑块内新生的血管破裂形成血肿，可使斑块进一步隆起甚至完全闭塞管腔，导致急性供血中断；或因斑块表面纤维帽破裂，粥样物自裂口逸入血流，遗留粥瘤样溃疡，排入血流的坏死物质和脂质形成胆固醇栓子，引起动脉管腔闭塞；动脉粥样硬化斑块脱落、各种病因所致动脉内膜炎等引起血管内皮损伤后，血小板黏附于局部，释放血栓素 A_2、5- 羟色胺、血小板活化因子等，使更多血小板黏附、聚集而形成血栓，致动脉管腔闭塞。睡眠状态不佳、心力衰竭、心律失常和失水等导致心排血量减少、血压下降、血流缓慢的因素，均可促进血栓形成。

2. 血栓形成后，动脉供血减少或完全中断，若侧支循环不能有效代偿，病变动脉供血区的脑组织则缺血、水肿、坏死、软化，3～4 周后液化坏死的脑组织被清除，脑组织萎缩，小病灶形成胶质瘢痕，大病灶形成脑卒中囊。

3. 急性脑梗死病灶由缺血中心区及其周围的缺血半暗带组成。缺血中心区脑组织已发生不可逆性损害。缺血半暗带是指梗死灶中心坏死区周围可恢复的部分血流灌注区，因此区内有侧支循环存在而可获得部分血液供给，尚有大量可存活的神经元，如血流迅速恢复，神经细胞可存活并恢复功能；反之，中心坏死区则逐渐扩大。有效挽救缺血半暗带脑组织的治疗时间，称为治疗时间窗。目前研究表明，在严格选择病例的条件下，急性缺血性脑卒中溶栓治疗时间窗一般不超过 6 小时；机械取栓的治疗时间窗一般不超过 8 小时，个别患者可延长至 24 小时。如果血运重建的时间超过其治疗时间窗，则不能有效挽救缺血脑组织，甚至可能因再灌注损伤和继发脑出血而加重脑损伤。

4. 脑栓塞是指脑血管以外的栓子随着血流侵入脑动脉，造成脑血管狭窄、堵塞。心源性栓子、脂肪栓、癌栓、脂肪栓子等是脑栓塞的主要原因。

二、缺血性脑卒中的临床类型

根据起病形式和病程，缺血性脑卒中可分为以下临床类型：

1. **完全型** 起病后 6 小时内病情达高峰，病情重，表现为一侧肢体完全瘫痪甚至昏迷。

2. **进展型** 发病后症状在 48 小时内逐渐进展或呈阶梯式加重。

3. **缓慢进展型** 起病 2 周以后症状仍逐渐发展。

4. **可逆性缺血性神经功能缺失** 症状和体征持续时间超过 24 小时，但在 1～3 周内完全恢复，不留任何后遗症。

三、中医对缺血性脑卒中的认识

中医学理论认为,缺血性脑卒中属于"中风"范畴,是在气血逆乱、阴阳失调的基础上,遇风邪入中、劳倦内伤、情志失调等诱因,导致脑脉痹阻,以猝然昏仆、不省人事、半身不遂、言语不利、偏身麻木为典型临床表现的疾病。

关于中风,《黄帝内经》记载颇多,如《灵枢·刺节真邪》曰:"虚邪偏客于身半,其入深,内居营卫,营卫稍衰,则真气去,邪气独留,发为偏枯。"《金匮要略·中风历节病脉证并治第五》言:"邪在于络,肌肤不仁;邪在于经,即重不胜;邪入于腑,即不识人;邪入于脏,舌即难言,口吐涎。"根据邪气停留部位不同,将中风分为四类:中络、中经、中腑、中脏。邪中于络脉,部位表浅,病情轻浅,而见肌肤麻木不仁;邪中于经脉,肢体经脉气血阻滞,而见肢体沉重不易举动;邪中于腑,邪蒙清窍,而见昏不识人;邪中于脏,蒙蔽心窍,而见言语不利、口角流涎,是对本病较早的分类。

明代医家张景岳在《景岳全书·非风》中提到:"非风一证,即时人所谓中风证也。此证多见卒倒,卒倒多由昏愦,本皆内伤积损颓败而然,原非外感风寒所致",提出"内风论"取代"外风论"成为主要病机。清代李用粹所撰《证治汇补》中风篇说:"平人手指麻木,不时眩晕,乃中风先兆,须预防之,宜慎起居,节饮食,远房帏,调情志"。强调应识别中风先兆,及时治理,预防中风发生。平时在饮食上宜清淡易消化,忌肥甘厚味、辛辣刺激之品,禁烟酒,保持心情舒畅,起居有常,饮食有节,避免疲劳,以防止中风。

中风的基本病机为阴阳失调,气血逆乱,有风、火、痰、瘀、虚五端,病位在脑,与心、肝、脾、肾有关。

1. **内伤积损** 《素问·阴阳应象大论》:"年四十,而阴气自半,起居衰矣。"年老体弱,气血亏损,劳逸失度,气虚运血无力,血流不畅,脑脉瘀滞不通;阴虚不制阳,内风动越,痰浊、瘀血上扰,发为本病。

2. **劳倦内伤** 烦劳过度,耗伤阴精,阴虚火旺,或阴不制阳,风阳暴张,内风旋动,气火浮越,兼夹痰浊、瘀血上壅脑窍。

3. **脾失健运** 《丹溪心法·中风》"湿土生痰,痰生热,热生风也。"恣食肥甘,伤及脾胃,脾失运化,痰浊内生,郁久化热,痰热互结,壅滞

经脉，上蒙清窍；或素体肝旺，气机郁结，克伐脾土，痰浊内生；或肝郁
化火，烁津成痰，痰郁互结，携风阳之邪，窜扰经脉，发为中风。

4. **情志过极** 七情所伤，肝失条达，气机瘀滞，气郁化火，或暴
怒伤肝，肝阳暴张，或心火暴盛，风火相煽，血随气逆，上冲犯脑，发
为中风。

第二节　缺血性脑卒中的识别及预警

缺血性脑卒中的早期症状往往容易被患者和家属忽视，因而没有及
时就医，最终延误了治疗。因此，认识缺血性脑卒中的早期症状非常有
意义。

（一）识别缺血性脑卒中的常见方法和症状

1. **突然出现的面瘫或肢体无力** 缺血性脑卒中常导致一侧脸部或
身体的突然无力或麻木。

2. **言语障碍** 部分患者可能突然出现说话困难或言语混乱。

3. **突然出现的视力问题** 缺血性脑卒中可能导致突然的视力丧失
或模糊。

4. **突发性头痛** 尽管头痛不是所有脑卒中患者的症状，但有些患
者可能经历剧烈而突发的头痛。

5. **平衡和协调问题** 缺血性脑卒中可能导致平衡和协调能力丧失，
患者感到晃动或无法站立。

6. **突然出现的混乱或意识丧失** 缺血性脑卒中可能导致患者出现
混乱、意识丧失或昏迷。

7. **瞳孔大小不等** 瞳孔大小不等可能表明脑部问题，包括缺血性
脑卒中。

如果患者出现上述症状，应怀疑患有缺血性脑卒中，并立即寻求紧
急医疗帮助。快速地治疗可以帮助最大限度地减少脑损伤。但是本节列
举的症状可能并非所有患者都会表现，而且一些症状也可能出现在其他
疾病中。因此，只有专业医生才能够进行准确的诊断。

（二）识别缺血性脑卒中并提供预警的方法

BE-FAST测试：这是一个简单的记忆法，如果身体出现下述异常，

要小心是发生缺血性脑卒中的预警信号。

Balance（平衡）：检查患者有无行走困难；观察其是否有平衡或协调能力丧失。

Eyes（眼睛）：检查患者有无突发的视力变化，观察其是否有视物困难。

Face（脸）：检查患者的脸部是否有下垂或歪斜的迹象。

Arms（手臂）：要求患者举起双臂，观察是否有一只手下垂或无法抬高。

Speech（言语）：要求患者重复简单的短语，观察其是否有言语障碍。

Time（时间）：如果发现以上任何症状，立即拨打紧急电话。时间对于脑卒中患者至关重要。

综上所述，缺血性脑卒中的症状通常是突发性的，即在短时间内出现，如果有任何突然出现的肢体无力、言语障碍、视力问题、头痛或其他异常症状，应立即就医。越早诊断和治疗，脑损伤越小。及早识别缺血性脑卒中的症状、了解风险因素、进行定期健康检查，以及采取积极的生活方式和医生建议，都有助于提高对缺血性脑卒中的警觉。

第三节　缺血性脑卒中的救治

缺血性脑卒中是一种紧急情况，及早的紧急救治对于减少脑损伤和提高康复的成功率非常重要。

一、缺血性脑卒中患者及家属的救护配合

1. **立即呼叫急救**　一旦怀疑脑卒中症状，应立即拨打急救电话，告诉调度员症状和患者的状态，这样他们可以派遣救护车。

2. **快速就医**　将患者尽快送往最近的急诊室或卒中中心。时间是关键，越早接受治疗，脑损伤越小。

3. **不要等待**　即使症状短暂缓解或有所好转，仍然应该寻求医疗帮助。脑卒中的症状可能是暂时性的，但仍然需要紧急治疗。

4. **保持患者安静**　在等待急救车或前往医院的过程中，保持患者

安静，避免剧烈活动。这有助于减少额外的损伤。

5. 不要自行驾驶　如果怀疑患有脑卒中，患者不应该试图自行驾驶前往医院。救护车上配备有专业医疗人员和设备，可以在运输途中提供紧急医疗护理。

6. 不要给予食物或药物　若无专业医护人员的指导，患者不应该口服任何药物或食物。脑卒中类型不同，需要不同的治疗方法，而且某些药物可能不适用于脑卒中患者。

7. 记录症状和时间　在等待急救的过程中，如果可能的话，记录患者出现症状的时间。这对医生诊断和制订治疗计划很有帮助。

二、缺血性脑卒中的紧急治疗

（一）静脉溶栓

静脉溶栓治疗是目前最主要的恢复脑动脉血流的措施。阿替普酶和尿激酶是我国目前使用的主要溶栓药。现有研究认为，依据使用药物不同，静脉溶栓治疗有效抢救缺血半暗带组织的时间窗为 4.5 小时内或 6.0 小时内。

1. 阿替普酶　疗效肯定，在规定剂量及时间窗内使用安全性良好，是目前最为推荐的急性缺血性脑卒中静脉溶栓药物。目前认为，发病后 4.5 小时内静脉使用阿替普酶是有效且相对安全的。

2. 尿激酶　急性缺血性脑卒中发病 6 小时内可考虑使用尿激酶溶栓。

在溶栓过程中及溶栓以后，观察患者有无意识改变；有无牙龈出血、解黑便及血尿；皮肤黏膜有无瘀斑、出血等表现；肢体力量有无恢复；语言不清是否改善等。

（二）血管内介入治疗

血管内介入治疗包括血管内机械取栓、动脉溶栓、血管成形和支架置入术等。

1. 血管内机械取栓　如果患者符合静脉溶栓和血管内机械取栓指征，应该先接受阿替普酶静脉溶栓治疗。但溶栓治疗后应同时桥接血管内治疗，而非观察溶栓治疗疗效。

血管内机械取栓时机：①发病 24 小时内的急性前、后循环大血管闭塞患者，经过临床及影像筛选后，当符合现有循证依据时，均推荐血管内取栓治疗；②发病 6 小时内的前循环大血管闭塞患者，当符合相应标准时，可给予血管内机械取栓治疗。

2. 动脉溶栓　动脉溶栓仅建议用于静脉溶栓或动脉内机械取栓失败后的补救措施。单纯动脉溶栓建议选择阿替普酶或尿激酶，目前最佳剂量和灌注速率尚不确定。

3. 血管成形和支架置入术　急诊血管内治疗后，再通血管存在显著狭窄时，建议密切观察，如狭窄 > 70% 或影响远端血流或导致再闭塞时，可以考虑血管成形术，包括球囊扩张和 / 或支架置入。

三、缺血性脑卒中的支持治疗

（一）防治脑水肿

脑水肿常于发病后 3 ~ 5 天达高峰，多见于大面积梗死。严重脑水肿和颅内压增高是急性重症脑梗死的常见并发症和主要死亡原因。当患者出现剧烈头痛、喷射性呕吐、意识障碍等高颅压征象时，常用 20% 甘露醇 125 ~ 250ml 快速静脉滴入。

（二）抗血小板聚集

未行溶栓治疗的患者应在发病后 48 小时内服用阿司匹林 150 ~ 300mg/d，但不主张在溶栓后 24 小时内应用，以免增加出血风险。急性期过后可改为预防剂量（50 ~ 300mg/d）。不能耐受阿司匹林者可口服氯吡格雷 75mg/d。

（三）抗凝治疗

常用药物包括肝素、低分子肝素和华法林。一般不推荐发病后急性期应用，抗凝药物可预防卒中复发、阻止病情恶化或改善预后。对于长期卧床患者，尤其是合并高凝状态有深静脉血栓形成和肺栓塞趋势者，可应用低分子量肝素预防治疗。心房颤动者可遵医嘱使用华法林和利伐沙班等新型口服抗凝药治疗。

（四）调整血压

急性期脑梗死血压的调控应遵循个体化、慎重、适度原则。缺血性脑卒中后 24 小时内血压升高的患者应谨慎处理，应首先针对导致血压升高的相关因素如疼痛、呕吐、颅内压增高、焦虑、卒中后应激状态等采取措施。建议患者血压维持在较平时稍高水平，以保证脑部灌注，防止梗死面积扩大。卒中发作后血压 ≥ 220/110mmHg 时，初始降压 < 15% 相对安全。

（五）血糖控制

对急性期缺血性脑卒中患者应进行血糖监测。对于持续高血糖的患者（无论是否诊断为糖尿病），当血糖 > 10.0mmol/L 时，应该给予降糖治疗，将患者血糖控制在 7.8 ~ 10.0mmol/L，急性期患者首选胰岛素降糖治疗。急性期后可视病情变化及患者耐受程度，单独使用胰岛素、单独使用口服降糖药物或胰岛素联合口服降糖药物控制血糖。正常人糖化血红蛋白占血红蛋白的 4% ~ 6%，长期血糖管理中，建议将糖化血红蛋白水平控制在 < 7.0% 水平。

（六）脑保护治疗

应用胞磷胆碱、钙通道阻滞药尼莫地平、自由基清除剂依达拉奉、脑蛋白水解物等药物，可通过降低脑代谢，干预缺血引发细胞毒性机制而减轻缺血性脑损伤。

（七）他汀类药物

急性缺血性脑卒中发病前服用他汀类药物的患者，可继续使用他汀治疗。

四、卒中中心——脑卒中患者的避难所

为了缩短发病到救治的时间，挽救脑卒中患者的大脑和生命，一些综合性医院设立了"卒中中心"。

"卒中中心"是将神经内科（和/或神经外科）急诊、从事脑卒中专业的医生、相关仪器设备、收治脑卒中患者的病房和监护室，以及脑卒中早期康复治疗的康复科一体化，实现从就医到出院再到康复的"一条龙"服务。这类医院不仅设有"脑卒中绿色通道"，使脑卒中患者得到优先救治，而且能进行 24 小时 CT 检查、具备溶栓和/或血管内取栓的医疗技术，对挽救脑卒中患者的生命以及后期生活质量具有重要意义。

为了方便寻找"卒中医院"，国家脑卒中防治工程委员会推出了"中国卒中急救地图"公众号，大家可以通过该公众号来搜索离自己最近的具备急救能力的"卒中医院"。

第四节　缺血性脑卒中的常见检查及配合要点

脑卒中的辅助检查是为了确认诊断、了解脑卒中的类型和定位损害程度，将疾病的"真凶"呈现出来。以下是一些常用的脑卒中辅助检查：

（一）头颅CT检查

1. 头颅 CT 影像检查　可以分为常规 CT、CT 血管造影、CT 灌注成像三个阶段。

初级阶段——常规 CT：用于快速检测脑出血还是脑梗死。对于急诊情况，CT 能够快速排除出血等紧急状况。

中级阶段——CT 血管造影（简称 CTA）：通过静脉注射含碘造影剂，将脑部血管哪里有狭窄、哪里有闭塞、哪里有动脉瘤、哪里有畸形等清晰地展现出来。

高级阶段——CT 灌注成像（简称 CTP）：需要注射含碘造影剂后显示局部血流量等情况，将缺血性脑血管病的诊断提早到发病后 2 小时。

这三者是逐步递进的关系，如果将大脑比作一块水田，脑血管比作水渠，CT 就像给这块水田拍了一张照片，可以鉴别是干旱还是内涝；CTA 检查可以鉴别是哪条水渠出现问题，是堵塞、狭窄还是破裂；CTP 检查就更加清楚了，不仅可以鉴别出哪条水渠出现问题，还可以看到水田的干旱程度。

2. CT 检查时的注意事项

（1）去除身上所有金属物品（如头饰、耳环、项链等），这些物品在扫描时会造成金属伪影，影响图像质量。

（2）CTA 和 CTP 不适用于甲状腺功能亢进及碘剂过敏患者。

（3）检查时建议家属陪伴。

（4）检查后，要多饮水以促进造影剂排出。

（二）脑血管造影

脑血管造影是诊断头颈部血管病变（如动脉瘤和血管畸形等）的金标准，分为常规脑血管造影和数字减影血管造影（DSA）。脑血管造影是通过在股动脉处穿刺，将含碘造影剂注入脑部血管，经过计算机处理后将脑部血管的形态、部位、分布和行径单独显示的一种显影技术。和常规脑血管造影相比，DSA 具有简便快捷、影像清晰、并发症少等优点，在临床上应用更加普遍。

1. 脑血管造影检查前注意事项　禁食、禁水 4～6 小时，防止注射造影剂后发生呕吐，导致误吸入呼吸道造成窒息；练习床上大、小便，防止术后不适应床上排便形式而导致便秘或尿潴留；对碘剂过敏的患者禁止行造影检查。

2. 脑血管造影检查后注意事项　穿刺侧肢体制动 4～6 小时（保持伸直状态，不可屈曲），防止穿刺点出血，一般术后 8 小时左右可侧卧；24 小时内需卧床、限制活动，24 小时后无异常情况方可下床活动；多饮水（建议 1 500～2 000ml），以促进造影剂排泄，避免药物在肾脏蓄积引起肾损害。

（三）头颅磁共振

颅内病变最重要的检查手段是头颅磁共振。头颅磁共振可以分为头颅磁共振平扫（头颅 MRI）和头颅磁共振血管成像（头颅 MRA），头颅 MRA 是头颅 MRI 的进一步发展。

1. 头颅 MRI　可将颅脑内的每一层组织结构展现得一清二楚，所呈现的图像清晰度高，且检查过程对人体没有放射性损害，常用于颅内病变的诊断。

2. 头颅 MRA　通过磁共振成像技术将血管结构单独显示，主要用于颅内动脉瘤、脑血管畸形、血管闭塞等诊断。既不需要穿刺，也不需要造影剂；既无放射性损害，又方便省时。

（四）脑电图检查

脑电图是通过电子仪器，从头皮上将脑部产生的生物电位加以放大记录而形成的图形。主要用于癫痫、精神性疾病、脑肿瘤、脑外伤及脑变性病等的诊断，对抗癫痫药的停药具有指导作用。分为常规脑电图、动态脑电图、视频脑电图。

1. 常规脑电图　记录的时间短，比较经济实惠、方便。

2. 动态脑电图　又称 24 小时脑电图，用于记录 24 小时脑电波的改变。容易受外界磁场的影响，造成误差，阳性率比常规脑电图高。

3. 视频脑电图　在动态脑电图的基础上进行视频录像，既可以看到患者发病时的脑电图表现，也可以看到发病时患者的表现，检出率高，但费用较贵。

4. 注意事项

（1）检查前注意事项

1）检查前一晚将头发、头皮洗净，不用任何护发、美发用品（如啫喱水等），防止头皮油腻导致仪器易脱落。

2）检查前三天不要随便服药（尤其是镇静剂、安眠药、抗痫呆药等），以避免检查时形成假象，影响检查结果。

3）难以停药的癫痫患者需要交代清楚用药情况，以便检查人员参考。

4）避免过饥，以免低血糖影响检查结果。

5）做动态脑电图和视频脑电图时，检查前一晚需要晚睡，检查当天早起，以便检查时能及时入睡。

（2）检查时注意事项

1）安静配合，不要紧张，听从医生的指导。

2）检查时，需卧床休息，尽量减少活动。

3）检查时勿拉扯电极片，以免仪器脱落。

4）关闭手机、平板电脑等电子设备或不带入检查室，以免影响检查结果。

5）检查当天如有发热，不宜进行检查。

（五）颈动脉超声检查

颈动脉超声检查是一种无创、简便的检查方法，是评估颈部血管结构、功能状态和动脉硬化斑块形状的有效手段之一，对缺血性脑血管病的诊断具有重要意义。

检查注意事项：检查前可适当饮食，不影响检查结果；检查前摘除颈部装饰物并保持颈部清洁；检查体位：仰卧位，颈部伸展，头略向一侧倾斜，配合医生的指导。

第五节　缺血性脑卒中的三级预防

脑卒中的三级预防包括一级预防、二级预防和三级预防。这三个层次的预防旨在减少脑卒中的发生、减少再发卒中风险，以及最大限度地减少卒中后的残疾和康复问题。

（一）一级预防（primary prevention）

目标：防止尚未发生过脑卒中的个体患上脑卒中。

措施：

1. **控制危险因素**　通过生活方式的改变，如保持健康的饮食、适度的体育锻炼、戒烟、限制酒精摄入，以及维持健康的体重，控制高血压、高胆固醇和糖尿病等危险因素。30 岁以上人群每年至少监测一次血压；40 岁以上男性、绝经后女性、使用替代疗法的女性是脑卒中高危人群。

2. **抗血小板治疗**　对于高危患者，医生可能会考虑使用抗血小板药物来预防血栓形成。

（二）二级预防（secondary prevention）

目标：针对已经经历过脑卒中的患者，减少再发卒中的风险。

措施：

1. **药物治疗**　对于心源性卒中，可能需要使用抗凝药物或抗血小板药物。对于大动脉粥样硬化型卒中，可能需要使用抗血小板药物。

2. **血管成像和心脏监测**　进行更详细的评估，以了解血管和心脏状况。

3. **严密监测危险因素**　定期监测和管理血压、血糖、血脂等危险因素。

（三）三级预防（tertiary prevention）

目标：针对已经患有脑卒中并正在进行治疗的患者，减少卒中后的残疾，改善康复。

措施：

1. **康复治疗**　包括物理治疗、作业治疗和言语治疗，旨在帮助患者恢复日常生活能力。

2. **心理支持**　为患者及其家人提供心理健康支持，帮助他们适应卒中后的生活变化。

3. **临床监测**　定期随访，监测患者状况，调整治疗计划以保持最佳的康复状态。

缺血性脑卒中三级预防的成功需要多学科协作，包括医生、护士、康复专业人员、心理医生等。个体化的治疗方案应根据患者的状况和需求而定。预防和康复的有效性取决于早期介入、长期关怀和患者及其家人的积极参与。

第二章
缺血性脑卒中的健康管理

第一节 高危因素管理

　　脑血管病目前对我国居民的健康危害严重。缺血性脑卒中是单病种致残率最高的疾病，该病的高发病率、高死亡率和高致残率给社会、家庭和患者带来沉重负担。脑血管病的高风险人群数量持续攀升，减少脑血管病危害最有效的方法是大力加强和重视疾病发生前的一级预防，即针对脑血管病的危险因素积极进行早期干预，努力减少脑卒中的发生。

　　根据国内外经验，脑卒中可防可控，导致缺血性脑卒中发病风险升高的因素统称为缺血性脑卒中的危险因素。按是否可干预分为以下两类：

　　1. **不可干预的危险因素**　这类因素通常不可干预，但可用于识别缺血性脑卒中风险增高的个体及可能从其他可干预危险因素的严格预防或治疗中获益的患者。

　　（1）年龄：卒中一度被看作是一种老年病，但近年来儿童卒中的发病率有所上升。青年人群（25～44岁）卒中的发病会使公共卫生负担更重。随着年龄增加，衰老加重，缺血性脑卒中的风险也逐渐升高。55岁以后，缺血性脑卒中的风险每10年增高1倍。

　　（2）性别：男性卒中发病率（根据人种/种族分层计算）通常高于女性，缺血性卒中和出血性卒中均如此，然而35～44岁和＞85岁年龄段例外。某些因素，如服用口服避孕药和妊娠，可使年轻女性的脑卒中风险增高。

　　（3）低出生体重：在英格兰和威尔士，低出生体重人群成年卒中的病死率较高。一项类似的研究发现，出生体重＜2 500g者发生卒中的概率是出生体重≥4 000g者的2倍多。

　　（4）人种/种族：人种和种族对疾病风险的影响难以单独考虑。与白种人相比，黑种人和一些西班牙裔/拉丁美洲裔美国人所有亚型的卒中发病率和病死率均较高。尤其是青年和中年黑种人，与相同年龄段的白种人相比，其蛛网膜下腔出血和颅内出血风险均显著增高。黑种人卒中发病率和病死率较高的原因可能是其高血压、肥胖和糖尿病患病率较高。

（5）遗传因素：对多项队列研究进行的一项汇总分析表明，有卒中家族史者脑卒中风险增高约 30%。单卵双生子同患卒中的概率是异卵双生子的 1.65 倍。女性卒中患者双亲曾患卒中的可能性高于男性。

对于这些不可干预的危险因素，我们目前仍无法主动改变其存在，但需要认识到它们对缺血性脑卒中的影响，以便更加重视其他可干预危险因素的筛查与干预。

2. 可干预的危险因素　包括高血压、高血脂、糖尿病、房颤、无症状颈动脉狭窄、超重与肥胖、缺乏身体活动、高盐高脂饮食、吸烟、饮酒等。人们通过干预这些因素可以明确获益，并有效预防或延缓缺血性脑卒中的发生。

一、高血压

脑卒中无论是初发还是再次发作，高血压都是最重要的危险因素，在我国 73% 的脑卒中与高血压有关。有研究发现，患者收缩压每升高 20mmHg 或舒张压每升高 10mmHg，脑卒中的风险会增加 1 倍；血压水平 > 160/100mmHg 可使脑卒中再发的风险明显增加。

（一）高血压的定义

在未服用降压药物的情况下，经 3 次非同日的血压测量，收缩压 ≥ 140mmHg 和 / 或舒张压 ≥ 90mmHg，可诊断为高血压。患者既往有高血压史，目前正在服用降压药，血压虽 < 140/90mmHg，也可诊断为高血压。家庭血压 ≥ 135/85mmHg，动态血压白天 ≥ 135/85mmHg，或 24 小时平均值 ≥ 130/80mmHg 为高血压诊断的阈值。

（二）高血压的常见症状和危害

高血压可引起头晕、头痛、眼花、失眠等不适症状，大部分人得了高血压后并没有典型的症状，常常会导致诊断延迟。但无论高血压患者有无不适症状，都容易发生脑卒中、心脏病、肾功能不全、周围血管病变、眼底出血或视物模糊等并发症，甚至发生致命危险。因此，世界卫生组织称高血压为"无声杀手"。

在全球范围，高血压是导致脑血管疾病发病的主要原因。治疗高血压的主要目标是预防脑卒中。换句话说，降低高血压患者的血压水平是预防脑卒中的关键。

（三）易患高血压人群

1. 血压高值（收缩压 130～139mmHg 和 / 或舒张压 85～89mmHg）。

2. 超重或肥胖，风险为正常人的 3 倍。

3. 有高血压家族史（遗传倾向）。

4. 长期高盐膳食。

5. 长期过量饮酒（每日饮白酒 ≥ 100ml）。

6. 男性年龄 ≥ 55 岁，女性更年期后风险会增大。

7. 危险因素还包括缺乏运动、精神应激、睡眠呼吸暂停低通气综合征、吸烟等。

以上易患人群，建议至少每半年测量血压 1 次，提倡家庭自测血压，利用各种机会筛查测量血压。高血压是可以预防的，对高血压的易患人群，应实施高血压危险因素控制，定期监测血压，以做到高血压的早期发现、早期诊断和早期治疗。

（四）高血压的评估

1. **高血压的分期** 高血压分期最主要的依据是器官损伤及功能代偿情况。

Ⅰ期：血压达到确诊高血压水平，舒张压大部分时间波动在 90～100mmHg 之间，休息后能够恢复正常，临床上无心脏、脑、肾并发症表现。

Ⅱ期：血压达到确诊高血压水平，舒张压达到 100mmHg 以上，休息后不能降至正常，并有下列各项中的一项者：① X 线片、心电图或超声心动图检查，有左心室肥大的征象；②眼底检查，可见颅底动脉普遍或局部变窄；③蛋白尿和 / 或血浆肌酐浓度轻度升高。

Ⅲ期：血压达到确诊高血压水平，舒张压超过 110～120mmHg，并有下列情况中的一项者：①脑血管意外或高血压脑病；②左心衰竭；③肾衰竭；④眼底出血或渗出，有或无视盘水肿。

2. **高血压的分级** 我国高血压防治指南未建议对高血压患者进行分期，而是采用危险分层和分级的描述方法，一般是根据血压值的多少来分级。18 岁以上成人的血压按不同水平定义和分级，详见表 2-1。

表 2-1　血压水平分类和定义（中国高血压防治指南，2018）

级别	收缩压（mmHg）		舒张压（mmHg）
正常血压	< 120	和	< 80
正常高值血压	120 ~ 139	和 / 或	80 ~ 89
高血压	≥ 140	和 / 或	≥ 90
1 级高血压（轻度）	140 ~ 159	和 / 或	90 ~ 99
2 级高血压（中度）	160 ~ 179	和 / 或	100 ~ 109
3 级高血压（重度）	≥ 180	和 / 或	≥ 110
单纯收缩期高血压	≥ 140	和	< 90

注：①如果患者收缩压与舒张压分属不同级别时，则以较高的级别为准；②单纯收缩期
高血压可以按照收缩压水平分为 1、2、3 级。

3. 高血压的危险分层　高血压危险分层主要用于判断患者预后或为治疗决策提供参考。根据患者血压水平、现存的危险因素、靶器官损害、伴发临床疾患，将高血压的危险分为低危、中危、高危、极高危四层，详见表 2-2。

表 2-2　高血压患者心血管风险水平分层标准（中国高血压防治指南，2018）

危险因素和病史	1 级高血压	2 级高血压	3 级高血压
无	低危	中危	高危
1 ~ 2 个危险因素	中危	中危 / 高危	极高危
3 个以上危险因素，靶器官损害，或慢性肾脏病 3 期，无并发症的糖尿病	高危	高危	极高危
临床并发症，或慢性肾脏病 ≥ 4 期，有并发症的糖尿病	极高危	极高危	极高危

注：若出现临床并发症或糖尿病，均为极高危组。

（1）低危：1 级高血压，且无其他危险因素。

（2）中危：2 级高血压；1 级高血压，并且伴发 1 ~ 2 项危险因素（危险因素包括：男性 ≥ 55 岁、女性 > 65 岁；吸烟；血脂异常；肥胖

或腹型肥胖；心血管病家族史）。

（3）高危：3级高血压；高血压1级或2级伴3个及以上危险因素；高血压（任何级别），伴任何一项靶器官损害（左心室肥厚、超声显示颈动脉粥样硬化、肾小球滤过率降低或血肌酐升高、微量白蛋白尿）；高血压（任何级别）并存任何一项临床疾患（心脏病、脑血管病、肾脏病、周围血管病、视网膜病变、糖尿病等）。

（五）高血压的药物治疗

1. **启动药物治疗时机**　所有高血压患者一旦诊断，均建议立即采取治疗性生活方式干预。高危患者应立即启动降压药物治疗；中危患者可随访1个月，多次测量血压，若结果还是收缩压≥140mmHg和/或舒张压≥90mmHg，推荐考虑降压治疗；低危患者且未合并冠状动脉粥样硬化性心脏病（简称冠心病）、心力衰竭、脑卒中、外周动脉粥样硬化、肾脏疾病或糖尿病的高血压患者，可根据病情及患者意愿暂缓给药，采用单纯生活方式干预，最多观察3个月若仍未达标，再启动药物治疗。

2. **常用降压药物**　尽量选用证据明确、可改善预后的5大类降压药物，即血管紧张素转换酶抑制剂（ACEI）和血管紧张素Ⅰ受体阻滞剂（ARB）、β受体阻滞剂（B类）、钙通道拮抗剂（CCB）、利尿剂（D类）等。

（1）血管紧张素转换酶抑制剂（ACEI）和血管紧张素Ⅰ受体阻滞剂（ARB）：合称A类，如盐酸贝那普利、卡托普利、厄贝沙坦、氯沙坦等。两类药物降压作用明确，保护靶器官证据较多，尤其适用于心力衰竭、心肌梗死、糖尿病慢性肾脏疾病患者，有充足证据证明可改善预后。用于蛋白尿患者，可降低尿蛋白，具有肾脏保护作用。ACEI类药物易引起干咳，若无法耐受，可换用ARB类药物。两类药物均有引起血管神经性水肿的可能，但很少见。

（2）β受体阻滞剂：简称B类，如美托洛尔、比索洛尔等。可降低心率，尤其适用于特殊人群，例如心率增快的年轻高血压患者、房颤及心衰患者，可改善预后；用于冠心病、劳力性心绞痛患者，可减轻心绞痛症状。注意支气管痉挛、心动过缓等副作用，禁用于严重心动过缓、哮喘患者；不要突然停药，以免发生撤药综合征。

（3）钙通道拮抗剂（CCB）：简称C类，如氨氯地平、非洛地平、硝苯地平缓释片等。此类药物降压作用强，耐受性较好，无绝对禁忌证，适用于大多数类型的高血压，老年单纯收缩期高血压等更适用；少数患者可能有头痛、踝部水肿等副作用。

（4）利尿剂：简称 D 类，噻嗪类利尿剂较为常用，如氢氯噻嗪等。降压作用明显，小剂量噻嗪类利尿剂适用于 1～2 级高血压或脑卒中二级预防，也是难治性高血压的基础药物之一。小剂量使用基本不影响糖脂代谢，大剂量使用对血脂、尿酸及糖代谢可能有一定影响，要注意定期检查血脂、血糖及尿酸。

（5）固定低剂量复方制剂：由上述五大类药物组合而成的固定剂量复方制剂，由于服用方便，易于长期坚持，可改善治疗的依从性，近年来已成为高血压治疗的新模式，推荐使用。其他有明显降压效果的药物，包括复方利血平片、复方利血平氨苯蝶啶片等，根据患者的情况可使用，应用时要注意其相应组成成分的禁忌证和副作用。

3. 高血压药物治疗的原则及注意事项

（1）小剂量开始：采用较小的有效剂量以获得疗效而使不良反应最小，逐渐增加剂量或联合用药。

（2）尽量用长效药：每天 24 小时血压稳定于目标范围内，可有效防止靶器官损害，预防心脑血管疾病，故积极推荐使用一天给一次而药效持续 24 小时的长效药物，如果使用中效或短效药，每天须用药 2～3 次。

（3）联合用药：为使降压效果增大而不良反应抵消或减小，可以联合采用两种或多种不同作用机制的降压药，尤其适用于 2 级以上高血压或高危患者。

（4）个体化治疗：根据患者的具体情况选用更适合的降压药。在患者能耐受的情况下，推荐尽早血压达标，并坚持长期达标。治疗 2～4 周评估血压是否达标，如达标，则维持治疗；如未达标，则及时调整用药方案。每次调整药物种类或剂量后建议监测血压，观察 2～4 周，评价药物治疗的有效性，避免频繁更换药物，除非出现不良反应等不耐受或需紧急处理的情况。ACEI 与 ARB 一般作为两药联用的常规推荐，除非针对心肌梗死、心力衰竭患者。

缺血性脑卒中和冠脉事件常发生在清晨，血压也常在清晨达到峰值。这些平行出现的现象提示，清晨高血压可能对心脑血管事件的发生存在重要影响。清晨血压升高（定义为夜间睡眠到早晨醒来血压存在变化）或醒来 1～2 小时的平均血压升高，独立于 24 小时动态收缩压增高和其他心血管危险因素。使用短效或中效药物、用药剂量不足或者联合用药不足可能是导致亚洲患者清晨血压控制不佳的主要原因。合理使用长效降压药物，通常采用足量并适当联合用药可以控制清晨血压，也可以考虑在睡前给予降压药物。

🩺 小贴士

避免药物漏服的方法：
- 每天同一时间服药
- 把药瓶放在显而易见的地方
- 使用日历来提醒自己和家属
- 放定时闹钟
- 利用药盒等小工具来提醒自己
× 听非医疗人员的介绍或广告的宣传，自己选择药物。
× 一味强调降压的效果，服用剂量过大。
× 没有不舒服的时候就不服用降压药。
× 血压正常后就自己停药。

4. 脑卒中患者的血压综合管理特殊要求

（1）急性期降压治疗应缓慢，以防止由于脑血流灌注不足引起的脑损伤。血管内治疗患者的血压管理目标是在治疗过程中及治疗结束后的 24 小时内将血压调整至 180/105mmHg。对于获得成功再灌注的患者，调整血压至＜ 180/105mmHg 可能是合理的。

（2）既往未接受降压治疗的缺血性脑卒中或短暂性脑缺血发作（TIA）患者发病数天后如果收缩压≥ 140mmHg 或舒张压＞ 90mmHg，应启动降压治疗；对于血压＜ 140/90mmHg 的患者，不推荐降压治疗。

（3）既往有高血压病史且长期接受降压药物治疗的缺血性脑卒中或

TIA 患者，如果没有绝对禁忌，发病后数天应重新启动降压治疗。

（4）在脑卒中急性期（2～4周）过后，患者病情稳定时，在患者可耐受的情况下，最好能将血压降至 140/90mmHg 以下。研究表明，舒张压保持在 80mmHg 以上时，每降低 5mmHg，脑卒中再发风险可降低 15%。即使在 140/90mmHg 以下的血压，若大幅波动，也会提高脑卒中的复发率。

（5）由于颅内大动脉粥样硬化性狭窄（狭窄率 70%～99%）导致的缺血性脑卒中或 TIA 患者，推荐收缩压降至 140mmHg 以下，舒张压降至 90mmHg 以下。由于低血流动力学原因导致的脑卒中或 TIA 患者，应权衡降压速度与幅度对患者耐受性及血流动力学的影响。

（6）降压药物种类和剂量的选择以及降压目标值应个体化，应全面考虑药物、脑卒中的特点和患者三方面的因素。

（7）高血压和血压变异性增加与脑卒中后不良预后相关。在脑卒中后高血压的管理中，可考虑应用 CCB 类降压药物，因为其在控制血压波动方面效果优异。对于脑卒中患者的卒中和心血管事件的二级预防，证据支持以利尿剂为基础的治疗，特别是当与 ACEI 类降压药物联合使用时。

（六）高血压的健康指导

1. **疾病知识指导** 让患者了解病情，包括高血压分级、危险因素、同时存在的临床疾患情况及危害，了解降压目标及终身治疗的必要性。按时服用降压药，每日测量血压，血压控制不好需及时就医。

2. **生活方式指导** 告知患者改变不良生活习惯，不仅可以预防或延迟高血压的发生，还可以降低血压，提高降压药物的疗效，从而降低心血管患病的风险。

（1）饮食指导：①减少钠盐摄入，告知患者钠盐可使血压升高以及增加高血压的发病风险，每天钠盐摄入量应＜6g，建议使用可定量的盐勺。减少味精、酱油等调味品的使用，减少咸菜、火腿、卤制、腌制肠品的摄入。高盐饮食的危害：导致脑卒中、心血管疾病；增加猝死概率；引发白内障；易导致骨质疏松或骨折。②限制总热量，尤其要控制油脂类的摄入量。③营养均衡，适量补充蛋白质，增加新鲜蔬菜和水果，增加膳食中钙的摄入。

（2）控制体重：高血压患者应控制体重，使 BMI ＜ 25kg/m²，男性

腰围 < 90cm，女性腰围 < 85cm。告知患者高血压与肥胖密切相关，减轻体重可以改善降压药物的效果及降低心血管事件的风险。最有效的减重措施是控制能量摄入和增加体力活动。

（3）戒烟限酒：吸烟是心血管事件的主要危险因素，被动吸烟也会显著增加心血管疾病风险。指导患者戒烟，必要时可药物干预。指导患者限酒，不提倡高血压患者饮酒，如饮酒，则应少量，白酒、葡萄酒（或米酒）与啤酒的每日饮用量分别少于 50ml、100ml、300ml。

（4）运动指导：定期的体育锻炼可增加能量消耗、降低血压、改善糖代谢等。指导患者根据年龄和血压水平选择适宜的运动方式，对中老年人应包括有氧、伸展及增强肌力三类运动，具体项目可选择步行、慢跑、太极拳等。运动强度因人而异，运动频率一般每周 3～5 次，每次持续 30～60 分钟。注意劳逸结合，运动强度、时间和频度以不出现不适反应为度，避免竞技性和力量型运动。高危患者运动前需进行评估。

3. 家庭血压监测指导　家庭血压监测是严格 24 小时血压控制的第一步。家庭自测血压的注意事项如下：

（1）选择合适的电子血压计：专家推荐使用经国际标准化认证的上臂式电子血压计，但需每 3 个月校验一次；由于测量误差较大，不推荐手腕式、夹手指式血压计；水银血压计由于操作难度较大，专业性强且有泄露水银的危险，不推荐患者和家属使用。

（2）测量前注意事项：患者测血压前 30 分钟内，不喝咖啡或酒，不剧烈活动，排空膀胱，静坐休息 5～10 分钟。

（3）具体步骤：将电子血压计放在桌上，桌子与椅子的理想高度差是 25～30cm；选择靠背椅，心情放松，取坐位，身体挺直，双脚自然平放，忌跷二郎腿；将电子血压计的袖带空气排尽，绑在左臂或者右臂的肘关节以上，注意与心脏平齐，上臂不能有毛衣等厚的衣服，裸露或只穿一件薄衣服，绑好袖带，松紧以能插入一指为宜；打开电子血压计的开始按钮进行测量，在测量过程中，手臂放松，手掌张开，不要握拳，不讲话、不活动。间隔 3～5 分钟后再次测量一遍，取平均值即为此次测量的结果，松开绑定袖带，如实记录血压测量的时间、结果，按关闭键。

（4）测量时机：血压达标且稳定者每周固定一天，于早上起床后 1 小时，服降压药前测坐位血压；初诊者早 6～9 点和晚 6～9 点各测一次，血压不稳定或不达标者可增加家庭血压测量的频率，老年人、糖尿病患者及出现直立性低血压情况者，应加测坐立位血压。

（5）坐立位血压测量方法：先常规取平卧位测得血压值，不要解开袖带，然后嘱患者立即站立起来，按照坐位测血压的方式抬高上臂，保持袖带至心脏水平，同时快速测量血压。通常认为，站立后收缩压较平卧位时下降 20mmHg 或舒张压下降 10mmHg，即为直立性低血压。

（6）固定的测量习惯：做到测压"四同"小技巧，即同一时间、同一部位、同一姿势、同一血压计，以减少误差。

同一时间：血压处于一个动态变化的过程，不同时间的测量结果都会存在差异，比如傍晚时的血压往往高于清晨。

同一部位：不同部位的血压也存在差异，比如右上肢的血压高于左上肢。

同一姿势：血压会随着体位变化引起波动，比如站立时的血压高于坐位。

同一血压计：不同血压计存在测量值的误差。

4. **心理指导**　应采取各种措施，帮助患者预防和缓解精神压力，纠正和治疗病态心理，必要时建议患者寻求专业心理辅导或治疗，指导患者释放压力，如保持心情舒畅、保证充足睡眠、进行户外活动等。

5. **定期随访**　经治疗后血压达标者，可每 3 个月随访 1 次；血压未达标者，建议每 2～4 周随访 1 次。当出现血压异常波动或出现症状时，随时就诊。

二、高血脂

研究表明，中国 40 岁及以上脑卒中人群的主要伴随危险因素中，以高血压最为常见，其次为血脂异常。胆固醇水平升高是导致缺血性脑卒中或 TIA 复发的重要因素，降低胆固醇水平可以减少缺血性脑卒中或 TIA 的发生、复发和死亡。那么，脑卒中患者该如何管理血脂呢？

（一）高血脂的定义

血脂是血液中胆固醇、甘油三酯和类脂的总称。血脂的产生主要有两种途径，一是通过肝脏和脂肪组织合成，即内源性血脂；二是人体从外界摄取含有脂类的食物，即外源性血脂。正常情况下，两者相互制约、此消彼长，共同维持着人体的血脂代谢平衡。

高脂血症是由于脂代谢异常导致血液中甘油三酯和／或胆固醇增高，又称作血脂异常。

在多数医院所提供的化验单中，血脂检验项目主要包括胆固醇和甘油三酯两组参数，其中总胆固醇（TC）又分为高密度脂蛋白胆固醇（HDL-C）和低密度脂蛋白胆固醇（LDL-C）等，以低密度脂蛋白胆固醇最为重要。LDL-C 主要将胆固醇转运到肝脏外，又被称作"坏胆固醇"；而 HDL-C 的作用相反，它主要负责把外周组织包括动脉壁内的胆固醇转运到肝脏内，又被称作"好胆固醇"。因而 LDL-C 越高，越容易形成斑块；HDL-C 较高时则可降低形成斑块的风险。

（二）高血脂的常见症状与危害

很多人认为高血脂不会引起不适症状，或者部分高血脂患者确实暂时未表现出不适，只是化验结果异常，因而不以为意。而实际上，高脂血症也会引起不适症状，多表现为头晕、神疲乏力、失眠健忘、肢体麻木、胸闷、心悸等，还会与其他疾病的临床症状相混淆。另外，高脂血症常常伴随体重超重与肥胖。

高血脂是如何引起上述的不适症状呢？其实，无论冠心病、心肌梗死，还是脑卒中，其病理生理机制都是动脉粥样硬化斑块形成，甚至破裂。动脉粥样硬化斑块是胆固醇进入了血管内皮下，逐渐聚集增多而形成的，斑块越大，血管管腔的狭窄与堵塞就越严重。如果斑块突然破裂，会使血管腔在很短时间内迅速闭塞，造成相应区域组织器官的缺血坏死，导致心肌梗死或脑梗死等严重疾病的发生。主要表现如下：

1. **导致高血压** 使人体形成动脉粥样硬化，血管紧张素转化酶会大量激活，促使血管动脉痉挛，肾上腺分泌升压素，导致高血压，从而引起一系列疾病，如脑卒中、冠心病、心功能衰竭、肾衰竭等。

2. **导致肝功能受损** 长期高血脂会导致脂肪肝，肝动脉粥样硬化受到损害，肝小叶损伤，结构发生变化，从而导致肝硬化等。

3. **导致血管硬化** 高血脂导致血管粥样硬化，大量脂肪油质蛋白在血浆中沉积移动，降低血流速度，并通过氧化作用酸败后，沉积在血管内皮并长期黏附在血管壁上，损害血管内皮，形成血管硬化。

4. **导致冠心病** 长期高血脂导致动脉粥样硬化，使冠状动脉内血流量变小，血管腔变窄，心肌注血量减少，造成心肌缺血，导致心绞痛，形成冠心病。

（三）高血脂的诊断、分层以及血脂筛查建议

高血脂的诊断、分层以及血脂筛查建议详见表2-3、表2-4。

表2-3　血脂异常诊断及分层标准（mmol/L）

分层	TC	LDL-C	HDL-C	非 HDL-C	TG
理想水平			< 2.60	< 3.40	
合适水平	< 5.20	< 3.40		< 4.10	< 1.70
边缘升高	5.18 ~ 6.19	3.40 ~ 4.09		4.10 ~ 4.89	1.70 ~ 2.29
升高	≥ 6.20	≥ 4.14		≥ 4.90	≥ 2.30
降低			< 1.0		

注：TC：总胆固醇；LDL-C：低密度脂蛋白胆固醇；HDL-C：高密度脂蛋白胆固醇；

TG：甘油三酯。

表2-4　血脂筛查建议

筛查频率和检测指标	(1) < 40 岁成年人每 2 ~ 5 年进行 1 次血脂监测(包括 TC、LDL-C、HDL-C 和 TG)，≥ 40 岁成年人每年至少应进行 1 次；
	(2) ASCVD 高危人群应根据个体化防治的需求进行血脂监测；
	(3) 在上述人群接受的血脂监测中，应至少包括 1 次 Lp(a) 的监测；
	(4) 血脂监测应列入小学、中学体检的常规项目；
	(5) 家族性高胆固醇血症(FH)先证者的一级和二级亲属均应进行血脂筛查，增加 FH 的早期检出率
重点检查对象	(1) 有 ASCVD 病史者；
	(2) 存在多项 ASCVD 危险因素(如高血压、糖尿病、肥胖、吸烟)的人群；
	(3) 有早发心血管疾病家族史者(指男性一级直系亲属在 55 岁前或女性一级直系亲属在 65 岁前患 ASCVD)，或有家族性高脂血症患者；
	(4) 皮肤或肌腱黄色瘤及跟腱增厚者

注：ASCVD：动脉粥样硬化心血管疾病；Lp（a）：脂蛋白（a）。

（四）高血脂的治疗

1. **高血脂危险分层及降脂目标** 纠正血脂异常的目的在于降低缺血性心脑血管疾病（冠心病和缺血性脑卒中）的患病率和死亡率。

2. **血脂异常的西药治疗** 多项大型中老年人心脑血管疾病一级和二级预防的临床循证研究表明，对一些特殊人群，如高血压、糖尿病、代谢综合征、急性冠脉综合征患者，无论血脂多少，都应尽早应用他汀类药物联合治疗，可显著降低心血管事件的发生率及死亡率，且有证据表明及早使用，及早受益；长期使用，逐年增效。

对高龄老人（≥ 80 岁）若合并血脂异常或其他危险因素者，如无特殊原因或禁忌证，须积极稳妥地使用他汀类药物。不提倡老年人以过分严格限制饮食和过快减轻体重的措施来调理血脂异常。对于不耐受他汀类药物的老年患者，可考虑更换特征不同的他汀类药物。

目前我国临床常用的降脂药物主要有他汀类（如辛伐他汀、氟伐他汀、阿托伐他汀、瑞舒伐他汀、普伐他汀、匹伐他汀）、贝特类（如非诺贝特、苯扎贝特等）、烟酸类（如烟酸缓释剂）、胆固醇吸收抑制剂（依折麦布）、胆酸螯合剂（树脂类如考来替泊）。

我国自行研发的中成药血脂康的主要活性成分是洛伐他汀，故也可归为他汀类。不同种类药物的临床作用特点、对血脂参数的影响，以及对预后的作用有所不同，患者应遵医嘱用药。国人使用他汀类药物时多数适合中小剂量，一般每天一次，晚餐后服用。服用 6 ~ 8 周，若血脂仍不达标，可与胆固醇吸收抑制剂联合用药，安全有效。

3. **他汀类药物的副作用** 他汀类药物总体耐受性好，但有导致转氨酶升高、横纹肌溶解、肾功能损害等副作用的可能，且随剂量增加风险升高。对初始用药的患者，6 周内应复查血脂、转氨酶和肌酸激酶，无不良反应且 LDL-C 达标后，可调整为 6 ~ 12 个月复查一次。

（1）肝酶异常：丙氨酸氨基转移酶（ALT）升高 > 正常上限 3 倍以上，发生率为 0.5% ~ 2.0%，多发生在开始用药后 3 个月内，若持续不降须及时减量或停药。

（2）横纹肌溶解及肌炎的相关症状：如肌肉酸痛、疲惫乏力、肌肉萎缩、痉挛等，其发生率为 1.5% ~ 3.0%，老年人可升高至 13.2%。老年、瘦弱女性、肝肾功能异常、多种疾病并存、多种药物合用、围术期患者容易发生他汀类药物相关的疾病，可适当减量，必要时须及时停药。

（3）肾功能损害：多由于严重横纹肌溶解，产生大量肌红蛋白，对肾小管产生堵塞及毒害作用，可导致急性肾衰竭，发生率为 0.1%，此类严重不良反应与剂量过大或不合理合并用药密切相关。他汀类药物与免疫抑制剂环孢菌素、大环内酯类抗生素红霉素、抗真菌药康唑类、调脂药吉非贝齐或烟酸、抗心律失常药胺碘酮等合用时，可增加横纹肌溶解和肾衰竭的发生率，须慎用。

（4）消化道症状：常见的有食欲不振、腹胀、腹痛、腹泻等，发生率 < 2%，一般症状轻微，不影响继续用药治疗。

（5）对糖代谢有潜在不良影响：有文献报道，长期用药可使新发糖尿病发生率上升 3% ~ 12%。他汀类药物对心血管疾病的总体益处远大于新增糖尿病风险，无论是糖尿病高危人群还是糖尿病患者，有他汀类药物治疗者仍应继续坚持用药，调理血脂异常，无须因噎废食。新增糖尿病风险与他汀类药物应用剂量、年龄、合并高血压代谢综合征、肥胖（BMI ≥ 28kg/m^2）等因素呈正相关。

（五）高血脂的健康指导

1. **生活指导** 高血脂可以出现很多不适症状，会引起严重危害，我们要坚持健康的生活方式，"管住嘴、迈开腿"，远离高血脂、管住高血脂。

（1）坚持健康饮食（图 2-1）：低脂、低胆固醇、低盐、低糖，均衡营养、减少饱和脂肪和高热能食物摄入。

血脂正常的人每日饮食应包含 25 ~ 40g 以谷类、薯类为主的膳食纤维，每日摄入胆固醇应 < 300mg（一个鸡蛋黄约含胆固醇 200mg，因此，一个正常人每天吃一个鸡蛋是允许的）；已有动脉粥样硬化性心血管病或高危人群，摄入脂肪不应超过总能量的 20% ~ 30%；高甘油三酯血症者更应尽可能减少每日摄入的脂肪总量，每日烹调用油应 < 30g。脂肪摄入应优先选择富含不饱和脂肪酸的食物（如深海鱼、鱼油、植物油）。

日常饮食中，应做到高优质蛋白、低脂肪，多吃新鲜的蔬菜水果，主食中应注意搭配部分粗粮，少食精制食品、甜品、奶油、巧克力等。燕麦、玉米、海带、紫菜、胡萝卜、山楂、木耳、冬瓜等具有较好的降血脂作用，可适当增加进食。常见的胆固醇含量较高的食物有肥肉、动物内脏、油炸食品、禽蛋等，鱼子、咸鸭蛋黄等不宜选择。

推荐成年人采用低热量饮食，包括水果、蔬菜（多样化、每天多份）、谷类（含胚芽和麸的谷类）、鱼类和瘦肉；进食降 LDL-C 的营养素，如植物固醇每天 2g 以上和可溶性纤维（10～25g/d）等；限制饱和脂肪酸、反式脂肪酸胆固醇的摄入。

对于已经形成动脉硬化和冠心病的患者，用水煮海带，适量吃海带饮汤，常服有益。

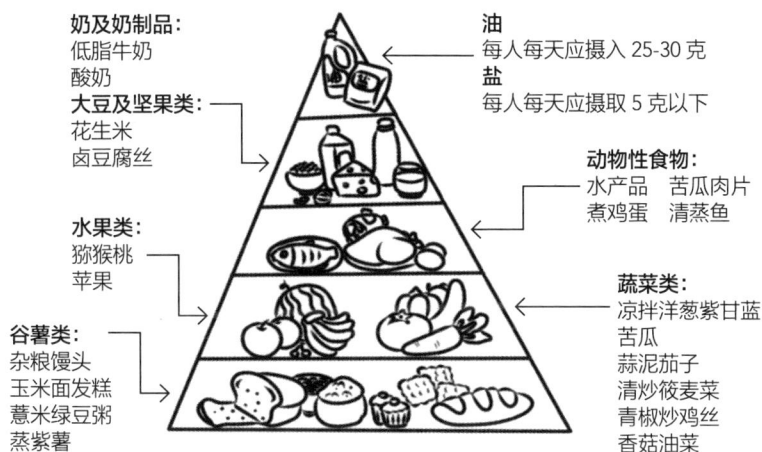

奶及奶制品：
低脂牛奶
酸奶

油
每人每天应摄入 25-30 克
盐
每人每天应摄取 5 克以下

大豆及坚果类：
花生米
卤豆腐丝

动物性食物：
水产品　苦瓜肉片
煮鸡蛋　清蒸鱼

水果类：
猕猴桃
苹果

蔬菜类：
凉拌洋葱紫甘蓝
苦瓜
蒜泥茄子
清炒筱麦菜
青椒炒鸡丝
香菇油菜

谷薯类：
杂粮馒头
玉米面发糕
薏米绿豆粥
蒸紫薯

图 2-1　膳食金字塔

三餐之中吃法也有讲究，有一句经典的话叫"早吃好、午吃饱、晚吃少"，保持正常三餐，注意饮食顺序，早餐多吃点，午饭吃饱些，然后晚饭尽量早吃，睡前不吃东西。

（2）有规律地运动：《中国血脂管理指南（2023 年）》建议，每周进行 5～7 次、每次 30 分钟以上的中等量级有氧运动。步行、慢跑、游泳、太极拳、门球、气功等均是值得提倡的运动方式。若在运动过程中出现不适症状，应停止运动并视情况决定是否需要处理。患有心脑血管疾病者尤需注意。

（3）戒烟、限酒：须戒烟，每日限饮红酒 50ml 以下。

（4）控制体重：保持理想体重，严防肥胖，身体质量指数 [BMI = 体重（kg）/ 身高（m）^{2}] 维持在 20～23.9kg/m^2，24～27.9kg/m^2 为超重，≥

28kg/m² 为肥胖；腰围男性 < 90cm，女性 < 85cm，超过者为腹型肥胖，肥胖是 ASCVD 的重要危险因素。

2. **心理指导** 应采取各种措施，帮助患者预防和缓解精神压力，必要时建议患者寻求专业心理辅导或治疗。

3. **定期随访** 经治疗后血脂达标者，可每 3 个月随访 1 次；血脂未达标者，建议每 2 ~ 4 周随访 1 次。当出现血脂异常波动或有症状时，随时就诊。

三、糖尿病

数据显示，糖尿病是缺血性脑卒中患者发病 6 个月后发生死亡或生活依赖的独立危险因素，缺血性脑卒中住院患者糖尿病的患病率高达 45.8%。心脑血管并发症是我国糖尿病患者的首要慢性并发症。故脑卒中患者发病后应接受空腹血糖、糖化血红蛋白监测，对糖尿病或糖尿病前期患者进行生活方式和 / 或药物干预能减少脑卒中事件，应充分考虑患者的临床特点和药物的安全性，制订个体化的血糖控制目标，同时警惕低血糖事件带来的危害。

（一）糖尿病的定义

糖尿病（diabetes mellitus，DM）是由遗传和环境因素共同作用引起的一组以慢性高血糖为特征的代谢性疾病。因胰岛素分泌和 / 或作用缺陷导致碳水化合物、蛋白质、脂肪、水和电解等代谢紊乱。随着病程延长，可出现眼、肾、神经、心脏、血管等多系统损害。重症或应激时还可发生酮症酸中毒、高渗性高血糖状态等急性代谢紊乱。

1. **糖尿病的诊断依据** 糖尿病症状（多尿、烦渴多饮和难于解释的体重减轻）+ 任意时间血浆葡萄糖 ≥ 11.1mmol/L（200mg/dl）和 / 或空腹静脉血浆葡萄糖 ≥ 7.0mmol/L（126mg/dl）和 / 或口服葡萄糖耐量试验（OGTT）和 / 或 2 小时静脉血浆葡萄糖 ≥ 11.1mmol/L（200mg/dl）。无糖尿病症状者，需改天重复检查。

2. **糖尿病的分型**

（1）1 型糖尿病：发病年龄轻，大多 < 30 岁，起病突然，多饮、多尿、多食、消瘦症状明显，血糖水平高，不少患者以酮症酸中毒为首发症状，血清胰岛素和 C 肽水平低下，自身免疫抗体一般呈阳性。单用

口服药无效，需用胰岛素治疗。

（2）2型糖尿病：常见于中老年人，肥胖者发病率高，常可伴有高血压、血脂异常、动脉硬化等疾病。起病隐匿，早期无任何症状，或仅有轻度乏力、口渴，血糖增高不明显者需做糖耐量试验才能确诊。我国2型糖尿病占90%以上。

多项临床研究均证实，无论1型还是2型糖尿病，在治疗时，除了严格控制血糖之外，同时还应严格控制相关的风险因素如血压、血脂、体重等，这样可使脑卒中、心功能衰竭、眼底病变等多种糖尿病的微血管和大血管并发症的发病率降低30%～60%，明显降低与糖尿病有关的死亡率。

3. 成年人糖尿病高危人群的定义　成年人糖尿病高危人群是指年龄≥40岁，有糖耐量受损史，超重或肥胖和／或向心性肥胖，静坐生活方式，一级亲属中有2型糖尿病家族史，有巨大儿出生体重>4kg生产史或妊娠糖尿病病史的妇女，高血压（血压≥140/90mmHg），血脂异常或正在接受调脂治疗，动脉粥样硬化性心脑血管疾病患者，有一过性类固醇糖尿病病史者，多囊卵巢综合征（PCOS）患者，长期接受抗精神病药物和／或抗抑郁药物治疗的患者。成人糖尿病高危人群筛查应及早开始；成人非高危人群从40岁开始；儿童、青少年高危人群从10岁开始；青春期提前者从青春期开始。

（二）糖尿病的常见症状及危害

1. 糖尿病的症状

（1）多饮、多尿、多食和消瘦，即体重下降，严重高血糖时出现典型的"三多一少"症状，多见于1型糖尿病，发生酮症或酮症酸中毒时"三多一少"症状更为明显。

（2）疲乏无力，肥胖。多见于2型糖尿病。2型糖尿病发病前常有肥胖，若得不到及时诊断，体重会逐渐下降。

2. 糖尿病的危害

（1）影响日常生活：糖尿病是一组以高血糖为特征的代谢性疾病，如果患有糖尿病，可能表现为多尿、多饮、多食等，还可能会影响多个器官的功能调节，导致患者乏力、消瘦、多汗、低血压、心动过速等，从而影响患者的日常生活，导致其生活质量严重下降。

（2）易引起感染：如果患有糖尿病，患者的免疫力和抵抗力较低下，身体长期处于虚弱状态，容易被外界细菌、病毒等感染，从而引起多种疾病。

（3）并发心脑血管疾病：心脑血管疾病是心脏血管和脑血管疾病的统称。如果糖尿病患者的病情较严重，还可能会导致心脏微血管病变，并发多种心脑血管疾病，如心力衰竭、冠状动脉粥样硬化性心脏病、心肌梗死等，严重危害患者的身体健康。

（三）药物治疗

部分患者认为"是药三分毒"，吃药对肝脏、肾脏不好；认为现在要是用了药，以后糖尿病重了，就没药可用了。其实，这些都是对降糖药的误解。血糖异常，需要控制饮食和运动，但是单靠这些，对大多数患者是不够的，应该尽早加用降糖药物。及时服用药物，不仅不会损伤身体，还会带来更多益处。因为降糖药物的作用不仅在于降低血糖，更重要的是，它还可以保护身体的各个器官，保护血管，推迟血糖进一步升高，延缓甚至防止糖尿病患者出现各种并发症等。

1. **胰岛素促泌剂（如格列齐特）** 磺胺类可以刺激胰岛 B 细胞分泌胰岛素，格列奈类可以刺激胰岛素的早时相分泌。胰岛素促泌剂多在餐前 30 分钟服用，注意低血糖的发生。

2. **双胍类（如二甲双胍）** 作用机制是减少肝脏葡萄糖的输出和改善外周胰岛素抵抗，餐中或餐后服用，注意胃肠道的不良反应。

3. **噻唑烷二酮类（如吡格列酮）** 能够改善胰岛素抵抗。增加靶细胞对胰岛素作用的敏感性，要求空腹或随食物服用，主要不良反应为胃肠道反应和体重增加。

4. **葡萄糖苷酶抑制剂（如阿卡波糖）** 可以延缓碳水化合物在肠道的消化吸收，要求与第一口饭同时嚼服，最常见的不良反应是腹胀、腹泻、肠鸣。

5. **DPP-4 抑制剂（如西格列汀）** 促进胰岛素分泌；抑制胰高血糖素分泌，减少肝葡萄糖输出，常见不良反应为可能出现头痛、肝酶升高等。

6. **胰岛素应用** 胰岛素治疗是控制高血糖的重要手段，理想的胰岛素治疗应接近生理性胰岛素分泌模式。胰岛素制剂有动物胰岛素、人胰岛素和胰岛素类似物。根据作用时间分为短效、中效和长效胰岛素，并已制成混合制剂，如诺和灵 30R、优泌林 70/30 等。

（1）1型糖尿病患者需要用胰岛素治疗，非强化治疗者每日注射 2～3 次，强化治疗者每日注射 3～4 次，或用胰岛素泵治疗，需经常调整剂量。

（2）2型糖尿病口服降糖药失效者先采用联合治疗方式，方法为原用口服降糖药剂量不变，睡前晚 10:00 注射中效胰岛素或长效胰岛素类似物，一般每隔 3 天调整 1 次，目的是把空腹血糖降到 4.9～8.0mmol/L，无效者停用口服降糖药，改为每天注射 2 次胰岛素。

胰岛素并不是只有老年、病重、久病患者才能用，也并不一定需要终身使用，要根据病情，该用则用，不要错过胰岛素使用的最佳时机，使用胰岛素的目的是预防并发症，避免糖尿病带来的危害。实践证明，胰岛素可使血糖迅速控制在目标水平以下，并可长期维持在理想水平，故可减少高血糖导致的血管损害，减少或延迟并发症的发生，而且胰岛素的副作用相比于口服药物要小。胰岛素治疗的最大不良反应为低血糖。胰岛素治疗患者需加强教育，坚持生活方式干预；进行自我血糖监测；掌握低血糖的危险因素、症状和自救措施。

胰岛素注射装置的合理选择和正确的胰岛素注射技术是保证胰岛素治疗效果的重要环节。胰岛素注射技术教育内容包括：胰岛素治疗的方案，注射装置的选择及管理，注射部位的选择、护理及自我检查，正确的注射技术（包括注射部位的轮换、注射角度及捏皮的合理运用），注射相关并发症及其预防，长度合适的针头选择，针头使用后的安全处置。

（四）糖尿病的健康指导

首先是预防糖尿病的发生，对于有糖尿病家族史、体型偏胖的病友，应该定期半年或一年体检，及早发现血糖增高的苗头，及早进行预防；其次就是预防糖尿病的并发症，对于诊断为糖尿病的患者不能"没症状"或"没有不舒服"就不控制，应该尽早治疗、综合管理。

糖尿病的防治需要综合治疗和管理，俗称"五驾马车"，缺一不可。它们分别是：饮食疗法、运动锻炼、药物治疗、健康教育、血糖监测。对于糖尿病的防治：一方面是生活方式干预（控制饮食、适当运动），多数人知道，但是做不到或者不知如何去做；另一方面是药物治疗和监测，许多人存在错误认识，例如不接受或抵触药物治疗，尤其是胰岛素。

1. **合理饮食**　饮食治疗是各种类型糖尿病治疗的基础，一部分轻型糖尿病患者单用饮食治疗就可控制病情。通过合理的饮食可改善整体的健康状况，配合运动和药物治疗，将血糖控制在理想范围，满足一般和特殊生理状态需要，维持理想体重，保证充沛的体力有效防治各种糖尿病急、慢性并发症的发生。目前，糖尿病饮食治疗多采用食物交换份法，具体步骤即饮食计算"三部曲"：第一步确定每日饮食总热量；第二步计算每日所需食物交换份；第三步均衡营养，三餐巧配。下文将详细介绍。

（1）确定每日饮食总热量：总热量的需要量要根据患者的年龄、性别、身高、体重、体力活动量、病情等综合因素来确定。

1）确定个人的标准体重，可参照下述公式：

适用于成年男性：标准体重（kg）= 身高（cm）−105；

适用于成年女性：标准体重（kg）= [身高（cm）−100]×0.85；

适用于小、中学生（不分性别）：标准体重（kg）= 身高（m）^{3}×13.2。

标准体重也可根据年龄、性别、身高查表获得。

2）体重指数（BMI）：确定体型是肥胖型还是消瘦型。

公式为：BMI（kg/m^2）= 体重（kg）/身高（m）^{2}。详见表2-5。

表2-5　个人体重判断标准（kg/m^2）

BMI	判断标准
< 18.5	体重过轻
18.5 ~ 23.9	正常
24 ~ 27.9	超重
≥ 28	肥胖

3）劳动强度：根据劳动强度，确定每日每千克标准体重所需要的能量。成人糖尿病每日每千克标准体重所需要的热量详见表2-6。

表2-6　成人糖尿病每日每千克标准体重所需热量供给表（kcal）

强度	极轻劳动	轻度劳动	中度劳动	重度劳动
消瘦	30	35	40	45
正常	25 ~ 30	30	35	40
超重	15 ~ 25	25 ~ 30	30 ~ 35	35 ~ 40
肥胖	15	20 ~ 25	30	35

4）确定每日所需要的总热量：依据个人日常体力活动情况来估算出每千克标准体重热量需要量。总热量 = 标准体重 × 每日每千克体重所需热量。常见体力劳动分类见表 2-7。

表 2-7　常见体力劳动分类

分类	举例
轻体力劳动	坐着的工作、洗衣、做饭、驾驶汽车、缓慢行走等
中等体力劳动	搬运轻的东西、长距离行走、环卫工作、庭院耕作、刷油漆、管道工作、电焊工作等
重体力劳动	重工业、重农业、室外建筑、搬运、铸造、收割、挖掘、钻井、木工等

必要时要根据患者的其他情况做相应调整。儿童和青春期、哺乳期、营养不良、消瘦，以及有慢性消耗性疾病的患者应酌情增加总热量。肥胖者要严格限制总热量和脂肪含量，给予低热量饮食，每天总热量不超过 1 500kcal，一般以每月降低 0.5～1.0kg 体重为宜，待接近标准体重时，再按前述方法计算每天的总热量。另外，年龄大者较年龄小者需要热量少，成年女子比男子需要热量少。

（2）计算每日所需食物交换份：将食物按照来源、性质分成几大类，同类食物在一定重量内所含的蛋白质、脂肪、碳水化合物和热量相似，不同类食物间所提供的热量也是相同的。能产生 90kcal 热量的食物重量叫作一个交换份。例如：35g 馒头和 200g 菠菜均可产生 90kcal 热量，可记作一个交换份。所需食物交换份数的计算公式：总食物交换份数 = 总热量 ÷90。

（3）均衡营养、三餐巧搭配：以上内容帮助解决了饮食分量，要想达到"优质"，还要均衡营养，合理选择食物。其中，碳水化合物占50%～60%，蛋白质占 15%～20%，脂肪不超过 30%。一份不同类食物交换份所提供的热量是相同的，即同样能产生 90kcal 热量。

食物示例见表 2-8，表中所列均为食物 1 个交换份的量。

表 2-8　食物交换份示例

分类	食物交换份举例
谷薯类	25g 大米、35g 馒头、25g 苏打饼干、25g 面粉、100g 土豆 200g 鲜玉米（1 个中等带棒空心玉米）
果蔬类	500g 大白菜、500g 西红柿、200g 胡萝卜、150g 藕、300g 草莓、200g 苹果
肉蛋类	80g 虾子、50g 瘦肉、60g 鸡蛋、100g 豆腐、130g 无糖酸奶、400g 豆浆
油脂类	10g 菜油 1 勺、15g 核桃仁、25g 花生米、25g 带壳葵瓜子、15g 芝麻酱

选择食物时，同类食物可以互换，但不同类食物间不能互换。例如，500g 大白菜是果蔬类，可以用 150g 藕或 200g 苹果替代，但不能换成 50g 瘦肉或 25g 花生米。

合理搭配一日三餐。最常见的分配方案是早餐 1/5、中餐 2/5、晚餐 2/5，或者早、午、晚餐各占 1/3。如果选择少食多餐的方案，可以在两餐之间和睡前加餐，加餐的热量从下一餐中扣除。

烹饪方法不推荐炸、煎、过油红烧，推荐清蒸、凉拌、烩、煮等；炒菜或做汤时不勾芡；烹制菜肴时，调料尽量简单化；食物的制作不宜过于精细，精细的食物消化吸收快，也会造成摄食过量。建议每日饮温开水 6～8 杯，即 1 200～1 500ml；熬粥时间不宜过长，在粥变稠前喝，还需要减少大米的分量，加杂粮和青菜类；特别强调要定期监测血糖、营养指标，以检验食谱的可行性。

此外，水果的含糖量一般在 6%～25%，它们所含的糖类大部分是单糖或双糖，糖尿病患者选择水果应注意以下几点：①必须在血糖控制好的情况下，一般餐后 2 小时血糖控制在 8～10mmol/L 以下。②吃水果的同时减掉相应量的主食：一般 200g 水果替换主食 25g；吃水果的时间应选择在两顿饭中间或临睡前。③尽量不吃含糖高的水果：如香蕉、鲜枣、干枣、椰子、山楂、桂圆等。可适当进食番石榴、哈密瓜、西瓜、橘子、杨桃、柚子、葡萄等。

（4）注意事项：糖尿病患者需注意以下食物不适合食用。

1）单糖及双糖：包括蔗糖、葡萄糖、各类糖精、糕点、果酱、蜜饯、冰激凌、饮料等，此类食物的特点是甜度大，吸收速度快，能迅速进入血液中，可在短时间内引起血糖大幅度升高。

2）动物油：包括猪油、牛油、黄油、奶油、椰子油、棕榈油等，它们富含饱和脂肪酸，有升高血脂的作用。

小贴士

糖尿病饮食顺口溜——"12345"

1. 每日一袋牛奶，有助于补钙和预防中老年缺钙所致的代谢性骨病。

2. 每日300g左右的碳水化合物，相当于300g主食，具体情况可根据各自的劳动强度和理想体重等因人而异，摄入量可以是150～500g。

3. 每日约3份蛋白质食品，每份高蛋白食品相当于50g瘦肉、100g豆腐、一个大鸡蛋、25g黄豆或100g鱼虾等。

4. 有粗有细、不甜不咸、少量多餐、七八分饱，有利于营养均衡。

5. 每日进食约400g蔬菜和100g水果，有利于补充丰富的维生素、纤维素和微量元素。

2. **合理运动**　增加体力活动可改善机体对胰岛素的敏感性，降低体重，减少身体的脂肪量，增强体力，提高工作能力和生活质量。

（1）运动强度和项目：应根据患者的总体健康状况来定，找到适合患者的运动量和患者感兴趣的项目。

（2）运动方式：可多样化，以有氧运动为主，如散步、快步走、慢跑、健美操、跳舞、打太极拳、游泳、练气功等。避免在天气太热和太冷的情况下运动。

（3）运动量选择：活动时的心率＝170-年龄，活动时间为30～60分钟，每天一次，肥胖者可适当增加活动次数。有心脑血管疾病者应按具体情况选择运动方式。运动不宜在空腹时进行，餐后1小时开始为佳，防止低血糖发生。

小贴士

糖尿病患者运动注意事项

1. 运动前准备

（1）得到医护人员的允许，才能进行运动治疗。

（2）运动前注意检测血糖，血糖高于 15mmol/L 时不要运动；若血糖过低，则应加餐。

（3）运动前多饮水。

（4）外出时随身携带易于吸收的碳水化合物，如含糖饮料、饼干等，避免低血糖的发生。

（5）运动前要做 5～10 分钟的低强度有氧热身运动，需避免屏气动作，因屏气可使收缩压升高。

（6）运动时应穿宽松的衣裤、柔软的棉线袜、合脚的运动鞋。

2. 运动中

（1）根据年龄、身体条件、病情等具体情况，选择适宜的运动方式和强度。

（2）避免高强度运动，防止意外伤害。

3. 运动后休整

（1）运动结束时要做 5～10 分钟的整理运动，如弯弯腰、踢踢腿等，使心率恢复至每分钟比静息时高 10～15 次的水平后再坐下休息。

（2）运动可引起食欲增加，应注意饮食控制和药物调节。

4. 如何掌握运动的频度和时间

（1）每周锻炼 3～4 次为宜。

（2）若每次运动量小，频率可为每天 1 次。

（3）运动锻炼不应间断，若运动间歇超过 4 天，则效果及蓄积作用将减弱。

（4）每次运动时间自 10 分钟始，逐步延长至 30～60 分钟，其间可穿插必要的休息时间。

（5）一天中适宜的运动时间：进餐 1 小时后开始为宜，不宜在饱餐后或饥饿时进行运动。

3. 血糖自我监测

（1）多点血糖监测（三餐前、三餐后及睡前有不适感时，如怀疑有夜间低血糖，可加测凌晨 3 点血糖）能更准确地反映血糖控制情况。

（2）空腹血糖指空腹 10 ~ 12 小时的血糖，餐后 2 小时血糖是指从第一口饭吃下去开始，过 2 小时测得的血糖值。当糖尿病患者血糖 < 3.9mmol/L 时称为低血糖，低血糖反复发作或较长时间的低血糖昏迷可引起脑部损伤，因此要积极预防低血糖的发生。随身携带糖尿病诊断卡及甜食，一旦出现低血糖症状，立即食用约 15g 糖，或自救"12345"：1 杯糖水或果汁、2 ~ 3 颗糖果、4 ~ 5 块饼干。

注意事项：吃 15g 糖，等 15 分钟，若复测血糖仍 < 3.9mmol/L，重复第一步，如果患者出现昏迷或者意识模糊，难以自行进食，应迅速送往医院。

（3）掌握知识是关键：糖尿病并发症既与糖尿病有关，也与人体自身的衰老密切相关。因此，持续、适度地控制代谢指标（血糖、血压和血脂），把握健康的主旋律，应该是广大糖尿病患者面对糖尿病、阻击并发症的利器。正常血糖标准见表 2-9。

表 2-9　正常血糖标准

项目	目标值
空腹血糖	3.9 ~ 7.2mmol/L
非空腹血糖	< 10.0mmol/L
糖化血红蛋白	< 7%

早发现、早治疗是防治糖尿病并发症的最重要措施，因此应对糖尿病人群进行糖尿病慢性并发症的筛查，以早期发现糖尿病的慢性并发症。糖尿病患者应至少每年测定肝肾功能及血脂一次，异常者应每半年或 3 个月查一次。有高血压的患者至少每周监测一次血压。2 型糖尿病患者从发病起就应每年查一次眼底。如有眼部感觉异常，应每半年或 3 个月查一次。24 小时尿白蛋白定量或尿白蛋白与肌酐比值应每半年检查一次，异常者需 3 个月查一次。每年定期检查周围神经病变和下肢血

管病变，如肌电图、多普勒超声检查、血流测定、肱动脉与足背动脉血压比值。另外，要定期做心电图、颈动脉超声，及早发现冠心病和动脉硬化。高血压和高脂血症是引起血管损害的重要因素，而糖尿病并发症都与血管损害有关。糖尿病常伴有高血压、高血脂，糖尿病合并高血压者应将血压控制在 130/80mmHg 以下；有蛋白尿、肾功能损害者，应将血压控制在 125/75mmHg 以下。血胆固醇、甘油三酯和低密度脂蛋白都与糖尿病并发症有关，应尽量长期控制在正常范围。此外，还要戒烟、防止肥胖。

居家高血糖患者需要做到以下几点：每周至少测两次空腹血糖；每月至少去社区医院或门诊复查一次；发现血糖不稳定应及时就医。

四、房颤

近年来调查数据显示，我国 30 岁以上人群房颤的患病率为 0.77%。房颤使脑卒中的发生率升高 5 倍，房颤所致脑卒中具有高致残率、高病死率及高复发率的特点，例如有房颤者相关缺血性脑卒中的病死率几乎是无房颤者的 2 倍。因此，如何管理好房颤是脑卒中患者健康管理的重要组成部分。

（一）房颤的定义

心房颤动（atrial fibrillation，AF）简称房颤，是一种常见的心律失常，指规则有序的心房电活动丧失，代之以快速无序的颤动波，是严重的心房电活动紊乱。其主要心电图特征为 P 波消失，代之以小而不规则的基线波动，形态与振幅均变化不定，称为 f 波，频率为 350～600 次 /min，RR 间期绝对不等，QRS 波群形态通常正常。

根据房颤相关症状、持续时间和能否自发终止，房颤可分为五类：初发房颤（首次发作或首次发现）、阵发性房颤（持续时间 < 7 天，不超过 48 小时，能自行终止）、持续性房颤（持续时间 > 7 天，非自限性）、长程持续性房颤（持续时间 ≥ 1 年，患者有转复愿望）和永久性房颤（持续时间 > 1 年，不能终止，或终止后又复发，无转复愿望）。

（二）房颤的主要症状

部分患者可能经历过这类状况：突然感觉心跳得特别快，伴有头晕眼花，甚至喘不过气来，过一会儿又自行缓解了，这很可能就是阵发性房颤发作。房颤患者还有哪些具体症状呢？

1. **心悸**　心跳加快，伴有乏力或疲劳感。

2. **眩晕**　头晕眼花，甚至昏倒。

3. **胸部不适**　心前区疼痛、压迫感或者不舒服。

4. **气短**　在轻度体力活动或者休息时感觉呼吸困难，有些患者可能没有任何症状。

房颤症状的轻重受心室率快慢的影响。心室率超过 150 次 /min，患者可发生心绞痛与充血性心力衰竭。心室率不快时，患者可无症状。

（三）房颤的主要危害

长期的房颤会给身体造成严重伤害。心房无序的颤动即失去了有效的收缩与舒张，心房泵血功能恶化或丧失，加之房室结对快速心房激动的递减传导，引起心室极不规则的反应。因此，心室率紊乱、心功能受损和心房附壁血栓形成是房颤患者的主要病理生理特点，并由此引起的危害主要有以下几点：

1. **脑卒中**　血栓栓塞是房颤常见的并发症，房颤导致的栓塞事件中 85% 是脑卒中。当心房附壁血栓脱落，血液循环中的心源性栓子进入脑动脉引起血流障碍，造成局部供血区域的脑组织缺血以及坏死，从而导致脑功能障碍，引发心源性脑栓塞。因此，预防房颤患者脑卒中的发生应该被视为管理房颤患者的重要内容，并及早预防及治疗。

2. **引起心力衰竭**　长期心房颤动会导致心房缺乏有效收缩，心跳极不规则，心室充盈不完全，心排血量显著减少，引起心力衰竭。

3. **诱发猝死**　房颤是脑卒中最独立的危险因素，20% 的脑卒中事件与房颤有关，35% 的患者一生中可能会发生一次及以上的血栓栓塞事件，从而诱发猝死。

（四）房颤患者脑卒中的风险评估

2014 年美国房颤管理指南与 2012 年欧洲心脏病学会（ESC）指南均推荐脑卒中风险应依据 CHA2DS2-VASC 评分系统评定。详见表 2-10。

表 2-10　脑卒中风险评定量表

危险因素	积分
充血性心力衰竭（C）	1
高血压（H）	1
年龄≥ 75 岁（A）	2
糖尿病（D）	1
脑卒中 / 短暂性脑缺血发作 / 血栓栓塞病史（S）	2
血管疾病（V）	1
年龄 65 ~ 74 岁（A）	1
性别（女性）（Se）	1

2016 年 ESC 心房颤动管理指南指出：CHA2DS2-VASC 评分系统总分值为 9 分，抗凝治疗方面，不推荐阿司匹林。对 CHA2DS2-VASC 评分≥ 2 分的患者建议使用口服抗凝药物（OAC），优先选择新型口服抗凝药物（NOACs）。对 CHA2DS2-VASC 评分为 1 分的患者，可根据个体情况建议抗凝治疗。

（五）房颤的药物治疗

1. 传统抗凝药——华法林　华法林是已被临床证实能明显防止房颤患者发生血栓栓塞事件的口服抗凝药，口服华法林可使凝血酶原时间国际标准化比值（INR）维持在 2.0 ~ 3.0，能安全有效地预防脑卒中发生。研究表明，该药可使非瓣膜性房颤患者脑卒中或非中枢性血管栓塞的年风险率降低至 1.66%。同时，华法林是目前唯一可应用于瓣膜性房颤患者的口服抗凝药物，还具有价格低廉、服用方便等优势。所以，华法林是目前临床应用最为广泛的抗凝药物。

华法林抗凝效果肯定，但也存在许多局限性，如治疗窗范围小，个体差异大，易受食物、药物、酒精、年龄和某些疾病等的影响，出血风险高，使得患者的服药依从性较差，严重影响了其在房颤抗凝治疗中的应用。

用药期间需要定期监测凝血酶原时间的国际标准化比值（INR）水平，以指导调整华法林的剂量，保证用药的有效性和安全性。另一个评价华法林抗凝达标程度的重要指标是 INR 在治疗范围内的时间（time in therapeutic range，TTR），即口服华法林期间达到目标 INR 的百分比，来分析评价口服华法林的达标情况和疗效差异。在服用华法林期间，不仅要关注 INR，还要关注 INR 的达标百分比（TTR），只有将 TTR 控制在 58% 以上，才能从华法林的治疗中真正获益。

服用华法林的患者应注意以下几点：

（1）宜规律服药：患者需每天同一时间服药（最好睡前服用，此时可减少或避免与其他药物同时服用而影响药效）。如忘记服药，4 小时以内要补服；超过 4 小时不要补服，第二天正常用药，不要服用双倍剂量。

（2）宜定期检查：服药期间必须配合监测凝血功能，INR 目标值为 2.0～3.0，未达标之前需每周监测 1～2 次，平稳后改为每 1～2 周一次，而后每月一次，间隔一般不能超过 3 个月。最好有"华法林日记本"，记录下每次检查 INR 的日期和数值大小，可由专科医务人员帮忙计算 TTR，判断华法林的服用效果。若 INR 未达标或超过达标值，需及时与医师联系。

（3）宜饮食规律：华法林的作用机制是拮抗维生素 K 来发挥抗凝作用。各种食物中维生素 K 的含量不同，因此饮食结构发生改变会影响华法林的效果。富含维生素 K 的蔬菜，如菠菜、芦笋、绿花椰菜和莴苣等都可能会增强华法林的抗凝作用。因此，应尽量保持饮食结构的均衡，不必特意偏食或禁食某种食物，不要盲目改变食物结构，不盲目添加营养品。

（4）注意药物间的相互作用：华法林的抗凝效果易受药物干扰，常见的抗生素如甲硝唑、阿奇霉素、头孢哌酮、左氧氟沙星等都会干扰华法林代谢，增强其抗凝效果。苯妥英钠和口服避孕药则可能降低其抗凝效果。因此，调整药物治疗时需告知医师正在服用华法林，注意药物间的相互作用，并监测 INR，必要时调整华法林的剂量。对于正在服用华法林而又因其他疾病需进行手术治疗的患者，需在医师评估后，在手术前停用药物，一般需提前 5～7 天停药，并使用其他作用时间短的抗凝剂代替华法林，如普通肝素或低分子量肝素等。

（5）注意出血等不良反应：华法林最大的不良反应就是导致出血，

服药期间请注意有无牙龈出血、鼻出血及黑便、血尿等情况。患者如发生小量出血或瘀斑时不必过于紧张，监测 INR 后，在医生的指导下调整药物剂量或停用药物，必要时可使用维生素 K 来中和华法林的抗凝作用。一般情况下出血停止后仍可使用华法林。如出现严重和长期的呕血、腹部膨胀、小便时尿中带血、严重的眼睛出血等情况，提示可能发生严重出血，需尽快到医院就诊，在专科医生的指导下治疗。

此外，目前市售的华法林最常用的有两种，国产（2.5mg/ 片）及进口（3mg/ 片）。如患者使用一种华法林，应尽量避免更换药物类型，换药后可能出现抗凝作用的变化；如必须换药，需配合监测 INR 重新调整剂量。

2. **新型口服抗凝药** 目前心血管病专家建议，有下列情况者优先使用新型口服抗凝药（novel oral anticoagulant，NOACs）：

（1）不能或不愿接受华法林治疗的患者（包括不能或不愿定期监测 INR 者）；

（2）未经过抗凝治疗的患者；

（3）既往使用华法林出现出血或 INR 不稳定的患者。

目前，新型口服抗凝药均只用于非瓣膜病性房颤患者的抗凝治疗，对瓣膜病性心房颤动患者疗效并不理想。达比加群酯等新型口服抗凝药物现在尚无特异性拮抗剂，对于用药过量或出血并发症的处理比较棘手。新型口服抗凝药大多经肾脏或肝脏代谢，具有一定的肝毒性和肾毒性，对于肝肾功能不全的患者，易导致药物蓄积，增加出血风险，对此类患者抗凝药用量宜减量，并定期监测凝血功能和肝肾功能。

目前尚无理想的监测新型口服抗凝药活性及安全性的方法和指标。用于监测维生素 K 拮抗剂的 INR 并不适合新型口服抗凝药的监测。

3. **缺血性脑卒中或短暂性脑缺血发作后何时启动抗凝治疗** 根据缺血严重程度 [采用美国国立卫生院神经功能缺损评分（NIHSS）进行评估] 决定随后启动抗凝治疗的时间。短暂性脑缺血发作和小灶性脑梗死可早期启动抗凝治疗。短暂性脑缺血发作后 1 天就可启动抗凝治疗。轻度脑卒中患者可在 3 天后启动抗凝治疗。中度或重度缺血性脑卒中患者需要评估临床情况及出血转化情况，可以考虑 6 ~ 12 天后启动抗凝治疗。

五、颈动脉狭窄

颈动脉粥样硬化斑块被认为是导致缺血性脑卒中发生的独立危险因素。动脉粥样硬化导致斑块的发生，而这些斑块常位于颈动脉分叉处附近，造成相应器官的血流受阻，最终导致颈动脉狭窄甚至闭塞，引起脑缺血或脑卒中症状。

（一）颈动脉狭窄的定义

颈动脉狭窄是指将血液由心脏输送至头、面和颈部的大血管出现狭窄。颈动脉狭窄多是由于颈动脉的粥样斑块导致的颈动脉管腔的狭窄，其发病率较高，在 60 岁以上人群中患颈动脉狭窄者约占 9%，多发生于颈总动脉分叉和颈内动脉起始段。颈内动脉颅外段（尤其是颈动脉球部）的动脉粥样硬化性狭窄可增加脑卒中风险。

（二）颈动脉狭窄的症状

临床上依据颈动脉狭窄是否产生脑缺血症状，分为有症状性和无症状性两大类。

部分轻、中度颈动脉狭窄患者可无临床症状。此类患者临床上无任何神经系统的症状和体征，有时仅在体格检查时发现颈动脉搏动减弱或消失，颈根部或颈动脉行经处闻及血管杂音。而症状性颈动脉狭窄的临床表现主要与血管狭窄导致的脑缺血相关。根据发病的时间特点，可分为短暂性脑缺血发作和卒中，而这两者的主要区别在于患者的缺血症状是否可在 24 小时内完全缓解。可以完全缓解的为短暂性脑缺血发作，不能完全缓解的为卒中。

颈动脉狭窄导致的缺血症状主要包括：头晕，记忆力、定向力减退，意识障碍，黑矇，偏侧面部和 / 或肢体麻木和 / 或无力，伸舌偏向，言语不利，不能听懂别人说的话等。

（三）颈动脉狭窄的危害

60% 以上的脑梗死是由于颈动脉狭窄造成的，其中无症状性颈动脉狭窄，尤其是重度狭窄或斑块溃疡被公认为"高危病变"，越来越受到重视。

（四）颈动脉狭窄的评估

颈动脉狭窄的检查方法主要包括对血管的形态学检查以及对脑组织的检查两个方面。

1. **血管影像学检查** 主要包括颈动脉超声、经颅彩色多普勒、CT血管成像（CTA）、数字减影血管造影（DSA）。其中，DSA为检查的"金标准"。

2. **脑组织影像学检查** 由颈动脉狭窄导致的脑组织缺血性改变，目前主要应用于临床的脑组织检查为计算机断层扫描（CT）、磁共振（MRI）平扫及弥散加权成像（DWI）。

（五）颈动脉狭窄的治疗

1. **保守治疗** 目的是降低脑卒中风险，很好地控制现患的疾病，如高血压、糖尿病、高脂血症及冠心病等。

（1）降低体重。

（2）戒烟。

（3）限制酒精摄入。

（4）抗血小板聚集治疗：现代研究已证实，抗血小板聚集的药物可以显著降低脑缺血性疾病的发生率，临床上常用的药物为阿司匹林、噻氯匹定等。

（5）定期超声检查，动态监测病情变化。

2. 必要时采用外科手术治疗，目的是预防脑卒中发生，以及预防和减缓短暂性脑缺血发作。常用的手术方式为颈动脉内膜切除术。

3. **介入治疗** 颈动脉经皮腔内血管成形术：经皮腔内血管成形术是一种比较成熟的血管再通技术，主要通过充盈球囊对狭窄段血管由内向外挤压，使血管壁发生断裂损伤，从而达到扩张目的。

（六）颈动脉狭窄的健康指导

建议通过饮食调整、适当锻炼、药物治疗等方法进行改善。

1. **饮食调整** 在日常生活中尽量不要进食油腻性或高热量食物，以免加重血管狭窄症状。

2. **适当锻炼** 平时多参加有氧运动，促进机体新陈代谢，加快血液流通，避免血管堵塞。

六、肥胖

肥胖是脑卒中发生的危险因素。大量证据表明，脑卒中与肥胖之间存在正相关，且独立于年龄、生活方式或其他心血管危险因素。

肥胖者由于体内脂质易在血管中堆积，逐渐发生动脉粥样硬化、血管狭窄，最终导致血管破裂或阻塞，即发生脑卒中。

目前判断体重超重和肥胖，临床最为常用的指标是体重指数（BMI）。

BMI（kg/m^2）= 体重（kg）/ 身高的平方（m^2）。

BMI：18.5 ~ 23.9kg/m^2 为正常，24.0 ~ 27.9kg/m^2 为超重，≥ 28.0kg/m^2 为肥胖，> 32kg/m^2 为病理性肥胖。

肥胖的治疗方法：

1. **医学营养治疗**　营养治疗是肥胖最基本的治疗方法，核心原则是使患者能量代谢处于负平衡状态。应控制总进食量，采用低热卡、低脂肪饮食。在平衡膳食中，蛋白质、碳水化合物和脂肪提供的能量比应分别占总能量的 15% ~ 20%、50% ~ 55% 和 < 30%。

2. **体力活动和体育运动**　体力活动和体育运动与医学营养治疗相结合，并长期坚持，可以预防肥胖或使肥胖患者体重减轻。根据实际情况制订个性化运动处方。

3. **药物治疗**　药物治疗的适应证为：①食欲旺盛，餐前饥饿难忍，每餐进食量较多。②合并高血糖、高血压、血脂异常和脂肪肝。③合并负重关节疼痛。④肥胖引起呼吸困难或有阻塞性睡眠呼吸暂停低通气综合征。⑤ BMI ≥ 24kg/m^2 且有上述合并症情况；或 BMI ≥ 28kg/m^2，不论是否有合并症，经过 3 ~ 6 个月单纯饮食控制和运动，仍不能减重 5%，甚至体重仍有上升趋势则需要遵医嘱使用药物治疗。

4. **手术治疗**　包括吸脂术、切脂术等。

七、行为因素

（一）不健康饮食习惯

随着经济水平的提升，人们的生活方式与饮食习惯等均发生了变化。研究证实，不健康的饮食习惯，如高红肉饮食、高钠饮食是脑卒中的重要危险因素。除此之外，下述不健康的饮食因素也可能导致缺血性脑卒中：

高胆固醇饮食：过多摄入饱和脂肪和胆固醇可能导致动脉硬化，增加血管阻塞的风险。

高盐饮食：过多的盐摄入与高血压相关，高血压是缺血性脑卒中的危险因素之一。

高糖饮食：过多的糖分摄入与肥胖和糖尿病风险增加有关，肥胖和糖尿病均是缺血性脑卒中的危险因素。

低纤维饮食：缺乏足够的纤维摄入可能与体重增加、高血压和糖尿病相关，从而导致缺血性脑卒中。

果蔬缺乏：果蔬富含抗氧化物、维生素和矿物质，对脑血管健康有益。

小贴士

为什么盐吃多了容易患脑卒中？

食盐是人体必不可少的一种物质，它的主要成分是氯化钠。人体需要其中的钠离子和氯离子来维持生存。而且食盐在维持神经和肌肉的正常工作方面也有作用，这也是为什么有些人减肥时吃白水煮菜后会感觉浑身无力、无精打采，并且想吃咸的食物。

但是，长期高盐饮食同样会导致很多疾病，最常见的就是高血压。很多研究证实，盐摄入高的地区高血压发病率也高。更重要的是，盐吃多了还会导致脑卒中频发。

2019年上半年，国际权威医学杂志《柳叶刀》通过研究全球近200个国家和地区的饮食结构造成的死亡率和疾病负担发现，全世界有近20%的死亡都与饮食有关。在这些因饮食导致的死亡统计中，位列第一的就是高盐饮食。

（二）缺乏体育锻炼

缺乏体育锻炼是缺血性脑卒中的危险因素之一，适度的体育锻炼对脑血管系统和个体健康都有益处。体育锻炼是增加能量消耗的一种重要手段，它可以减轻体重，控制肥胖，还能降低血压、改善葡萄糖代谢和血脂状况。体育锻炼还有部分神经保护机制，促进神经再生，并有助于刺激和维持脑血管活力。

国外研究报道，休闲看电视的时间每增加 1.5 小时，冠状动脉疾病的患病风险相应增加 44%。适度的体育锻炼有助于改善心脑血管健康、维持健康体重、促进血液循环，并对调节血压、血糖和血脂有积极作用。世界卫生组织建议，成年人每周应至少进行 150 分钟中等强度的有氧运动，如散步、慢跑、游泳或骑自行车等。通过定期参与体育锻炼，可以降低缺血性脑卒中的风险，提高整体健康水平。

（三）吸烟

吸烟是脑卒中发病的独立危险因素，长期吸烟损害血管内皮细胞，使血液处于高凝状态，影响凝血及纤溶系统，加重血管病变，增加冠状动脉、颈动脉、主动脉、脑部动脉发生粥样硬化的风险，从而增加脑卒中发生概率。

吸烟可以降低脂质斑块的稳定性。也就是说，吸烟可以使血管内壁的粥样硬化斑块更容易脱落，斑块脱落后进入脑血管造成血管堵塞则会引发脑卒中。

香烟还可通过增加血脑屏障的通透性、破坏离子转运体功能，促进脑水肿形成，导致缺血性脑卒中预后恶化。此外，尼古丁还可能通过产生活性氧和增加氧化应激而使线粒体功能失调，参与缺血性脑卒中等脑血管病的发病过程。因此，戒烟是预防缺血性脑卒中的重要措施之一。

（四）饮酒

饮酒与脑卒中之间的关系一直存在争议。

一方面，酒精可降低纤维蛋白原，升高组织型纤溶酶原激活物，抑制血小板活性，从而产生抗血栓作用。适量饮酒可能具有与抗血栓药物相似的作用，或许对缺血性脑卒中有保护作用。研究证实，平均每日酒精摄入量 < 15g 可降低缺血性脑卒中的发病风险。

另一方面，即使少量的酒精摄入也可能导致高血压，而高血压是缺血性脑卒中的主要危险因素。少量饮酒的抗血栓作用在早期可预防缺血性脑卒中；然而，随着时间推移，缺血性脑卒中的发病风险增加，并伴有高血压等危险因素引起的累积血管损伤，且老年人比年轻人更容易受到酒精的损害，随着年龄的增长，酒精的有害影响将在后期更为明显。

此外，缺血性脑卒中的发病风险也与饮酒模式有关。换句话说，酒精对血管健康可能既有有益的影响，也有有害的影响。

八、其他因素

除了上述常见的可干预危险因素外，高同型半胱氨酸血症、焦虑、抑郁以及睡眠呼吸暂停等因素也与脑卒中的发生有关。

1. 同型半胱氨酸（Hcy）是一种氨基酸，是蛋氨酸和半胱氨酸代谢过程中产生的重要中间产物。同型半胱氨酸浓度堆积升高会大大增加冠心病、外周血管疾病及脑血管疾病的发病风险。《2021 年高同型半胱氨酸血症诊疗专家共识》指出：血液中 Hcy 含量 > 10μmol/L 可诊断为高同型半胱氨酸血症，其中 Hcy 含量为 10 ~ 15μmol/L 为轻度高同型半胱氨酸血症，Hcy 含量为 16 ~ 30μmol/L 为中度高同型半胱氨酸血症，Hcy 含量 > 30μmol/L 为重度高同型半胱氨酸血症。高同型半胱氨酸通过破坏血管功能、引起氧化应激、诱发神经毒性以及加速血栓形成等方式，影响缺血性脑卒中的发生及预后。

2. 焦虑与抑郁是两种常见的心理健康问题，患有焦虑或抑郁症状的个体可能面临较高的缺血性脑卒中发病风险。焦虑和抑郁可能引起生活方式发生变化，影响心血管系统的正常功能。焦虑和抑郁还可能导致慢性炎症和体内应激反应增加，与动脉硬化和血栓形成等心血管问题有关。此外，一些抗抑郁药物还可能影响血液凝结和血管功能，从而增加脑卒中的发病风险。

3. 睡眠呼吸暂停是一种表现为夜间睡眠打鼾伴呼吸暂停和白天嗜睡的常见睡眠障碍，它包括阻塞性睡眠呼吸暂停和中枢性睡眠呼吸暂停，都可能对心脑血管健康产生影响。在睡眠呼吸暂停期间，呼吸停止或减慢，导致氧合水平下降，这可能导致血氧水平降低，引起体内应激反应，增加动脉硬化和血栓形成的风险。此外，每当呼吸暂停发生时，脑血流动力学也会发生改变。通过使用呼吸机来维持氧合水平、改善睡眠质量，有助于降低患有睡眠呼吸暂停的个体患脑卒中的风险。

第二节 **症状管理**

脑卒中患者临床表现以突然出现意识丧失、不省人事或突然发生口眼歪斜、肢体偏瘫、言语不利、智力障碍为主要特征。患者处于急性期时，往往需要住院治疗，进入慢病管理的患者多数处于恢复期或后遗症期，常见的症状有吞咽障碍、言语障碍、认知障碍、卒中后抑郁等，以下对脑卒中患者常见的症状管理进行介绍。

一、偏瘫

偏瘫是脑卒中常见症状之一，主要表现为患侧肌力减退，以踝关节跖屈内翻、膝关节僵硬进而活动受限为特征，若不及时进行干预治疗，将对患者的日常生活能力造成极大影响。

（一）干预时机

偏瘫患者早期康复具有重要意义，我国脑卒中患者发病后，70%～80%因为残疾而不能独立生活。一般认为，缺血性脑卒中患者只要意识清楚、生命体征平稳、病情不再发展后48小时即可进行早期康复治疗。在脑卒中急性期卧床患者的康复护理中，早期良肢位摆放可有效减少坠积性肺炎、压力性损伤等并发症，防止偏瘫肢体痉挛及异常运动模式，有助于建立正常的运动模式；脑卒中患者病情稳定后早期离床训练，如坐位训练、起坐训练、站立训练是安全可行的，能够提高卒中患者的步行能力，加快患者肢体功能康复的速度，提高日常生活能力。

（二）干预前评估

肌力评定：肌力是受试者主动运动时肌肉收缩的力量。检查肌力主要采用两种方法：①嘱患者随意活动各关节，观察活动的速度、幅度和耐久度，并施以阻力与其对抗；②让患者维持某种姿势，检查者施力使其改变。肌力评估采用0～5级肌力记录法（表2-11）。肌力异常不仅标志着肌肉本身的功能异常，往往提示支配该肌肉的神经功能也异常，在评估肌力的同时应检查腱反射是否亢进、减退或消失，有无病理反射等。

表2-11　肌力的分级

分级	临床表现
0级	完全瘫痪,肌肉无收缩
1级	肌肉可轻微收缩,但不能产生动作
2级	肢体能在床面移动,但不能抵抗自身重力,即无力抬起

续表

分级	临床表现
3级	肢体能抵抗重力离开床面,但不能抵抗阻力
4级	肢体能做抗阻力动作,但未达到正常
5级	正常肌力

（三）肢体康复训练指导

【早期康复训练】

1. **良肢位摆放**　每2～3小时为患者翻身一次,将瘫痪的肢体摆放于良肢位。

（1）仰卧位:患肩前伸,肘部伸直,腕关节背伸,手指伸开;患侧下肢伸展,臀部及大腿下放置一枕头,防止患腿外旋。

（2）患侧卧位:患侧在下,健侧在上。患侧上肢前伸,使肩部向前,肘关节伸展,手指张开,掌心向上。健侧上肢可放在身上或身后的枕头上。患侧下肢在后,髋关节微后伸,膝关节略屈曲。

（3）健侧卧位:健侧在下,患侧在上。患侧上肢下垫一个枕头,上举使患侧肩部前伸、肘关节伸展、前臂旋前、腕关节背伸。患侧骨盆旋前,髋、膝关节呈自然半屈位,置于枕上。患足与小腿尽量保持垂直位,注意足不能内翻。

2. **翻身**

（1）Bobath握手:教会患者放松上肢和肩胛的痉挛,并保持关节的被动上举,可避免手的僵硬收缩,同时也使躯干活动受到刺激,对称性运动和负重得到改善。应鼓励患者每天多次练习,即使静脉输液,也应小心地继续上举其患肢,以充分保持肩关节无痛范围的活动。

（2）向健侧翻身

1）辅助翻身:患者双手交叉握住,辅助者屈曲患者下肢,双手放于患者臀部和足部,辅助其向健侧翻身,再调整至良肢位。

2）独立翻身:患者仰卧位,健腿插入患腿下方,双手叉握,向上伸展上肢,左右摆动加大幅度,摆至健侧时,借助惯性翻向健侧,同时用健腿带动患腿翻身,再调整至良肢位。

（3）向患侧翻身

1）辅助翻身:令患者抬起健侧腿伸向患侧,健侧上肢向前摆,辅助者一手放在患膝上辅助患腿外旋，另一手可辅助健侧上肢处于前伸位置，再调整至良肢位。

2）独立翻身：患者仰卧位，双手交叉握住，由健侧上肢带动患侧上肢伸直，健侧下肢屈曲，用健侧上肢将患侧上肢置于外展位，以防翻身后受压；健侧足蹬床使身体向患侧旋转，健侧下肢向患侧前伸，带动肩部旋转，使身体呈侧卧位，再调整至良肢位。

3. **床上运动训练** 正确的运动训练有助于缓解痉挛和改善已形成的异常运动模式。

（1）床上左右移动：左右移动主要利用健侧下肢完成。将健侧足伸到患侧足下方并且勾住，用健侧足移动患侧足，将患侧足往想要移动的方向移动，然后弯曲健侧下肢，抬高臀部移动下半身，最后移动头，完成左右移动。

（2）桥式运动（选择性伸髋）：训练用患侧腿负重，抬高和放下臀部，为患者行走做准备，可以防止患者在行走中的膝关节锁住（膝过伸位）。

（3）关节被动运动：进行每个关节各方位的被动运动，可维持关节活动度，预防关节僵硬和挛缩畸形。

（4）从卧位到坐位训练：患者仰卧，操作者位于健侧，健侧上肢握住患侧上肢，健侧下肢放在患侧脚下方，在操作者的帮助下向健侧翻身，再用健侧胳膊支起上身坐起来。

（5）坐位平衡训练：保持躯干伸展，背部垫一枕头，双侧上肢伸展位放在床前桌上，避免患侧上肢悬吊于身边，以免引起肩关节脱位、肩手综合征等合并症，髋关节尽量保持接近90°的屈曲位。训练方法有：在座位上做前、后、左、右移动或倾斜身体以改变重心，加强患侧承重练习及左右交替抬臀负重练习等。

（6）坐位转移训练：其原则是以健侧带动患侧。例如从床转移到椅子，要先把椅子固定牢固，偏瘫者的健侧手放到椅子上支撑住，然后向椅子迈健侧腿，起立并同时旋转身体，完成从床到椅子的转移，操作者在旁边协助，以防摔倒。

（7）坐位与站立位的转移训练：患者先坐直，两脚平放地上，足尖与膝盖成一直线，双手叉握带动躯干充分前伸，髋关节尽量屈曲，然后重心从臀部慢慢地转移到双脚上而站立。起立后要双脚同时负重。坐下时躯干前倾，膝前移，髋、膝屈曲而坐下。

【恢复期康复训练】

1. **上肢功能康复训练** 训练目的是促进上肢运动、恢复功能。

（1）双手上举训练：患者取仰卧位或坐位，双手叉握，患侧拇指在上，掌心相对，屈伸肘关节，健手带动患侧手臂上举过头，然后缓慢放下。每次训练2~3分钟，也可根据患者的情况而定，不可过度训练，以免造成不必要的损伤。此外，在训练前可适当按压上肢的穴位，如内关、合谷、手三里、曲池、肩峰等，以促进经络气血的流通。

（2）上肢肩胛骨训练：患者坐位，上臂自然下垂，双侧用力向上耸肩并保持3~4秒，然后放下。操作者可以适当协助，在患者向上耸肩时，用一只手将一侧肩胛骨向外上推，另一只手从肘关节上抬患侧上肢，尽量做到双侧同步并在同一水平上。此外，在进行此项训练前可适当按压少泽、养老、小海、肩贞等穴。

（3）活动伸展上肢：患者取仰卧位，肘关节伸展，操作者辅助患者患侧肢体上举、外展、内收或旋转上肢，活动范围以患者能承受为宜，活动度由小到大，若患侧肢体的主动性增加，则可相应地减少辅助力。

（4）肘屈伸控制训练：患者取仰卧位，肩屈曲，嘱患者用患侧手够位于前方的操作者，再回到自己的对侧肩，多次重复此项动作，当患者的肘屈曲能力提高后，可嘱患者在任意位置、角度停留数秒钟。此外，在进行此项训练前可适当按压关冲、阳池、支沟等穴。

（5）上肢负重训练：患者取坐位，肩关节轻度外展、外旋，肘伸展、手指伸展并撑于健侧，将重心逐渐转向患侧，持续数秒之后再回到原位，可重复进行训练。但此项训练时应注意重心转移必须适度，以防摔倒。

（6）手指与腕关节痉挛的抑制：操作者一只手握住患者患侧手的四指，另一只手握住患侧手的拇指，将五指及腕关节都置于伸展位。

（7）上肢屈肌痉挛的抑制：患者取仰卧位，操作者一手握住患者前臂，另一手握住上臂，缓慢地将患肘伸直，使患侧肢体处于伸展状态，然后，一手控制患肢，使肩关节外展、外旋、腕背屈、手指伸展，持续数秒，另一手轻拍上臂伸肌，以此来刺激伸肘。

（8）前臂运动训练：前臂的运动为旋前、旋后，对前臂进行关节松动后，在患者有一定自主活动的前提下，可适当进行诱导，加强前臂运动。

（9）手的抓握与松开训练：在患侧手指已能活动的前提下，才能进行此项功能训练，过早训练可能会加重手指的集体屈曲。抓握的器具直径应由大到小，慢慢过渡，在练习抓握的同时，也要适当进行松开训练。

2. **下肢功能训练**　下肢训练的目的是恢复其功能性活动。

（1）髋关节内收、外展的控制训练：患者取仰卧位，健侧下肢保持中立位，当患侧肢体在内收或外展时都保持不同的角度，进行髋关节内收、外展的控制训练。

（2）髋关节伸展控制的训练：患者取仰卧位，屈双膝，双脚掌撑于床面，操作者站在患者的患侧，一只手抓住患者的膝关节，另一只手刺激臀部，同时嘱患者抬起臀部并保持盆骨成水平位，保持患侧髋关节伸展。若患者能独立完成，则改为患侧肢体在下面独自支撑。当患侧肢体康复到能独立完成此项动作时，可将健侧肢体搭在患侧肢体上进行伸展运动，但要适度，不可过于劳累。

（3）下肢屈曲、伸展的控制训练：患者取仰卧位，操作者站在患者患侧，一手控制患者患足，保持足背屈曲、外旋，另一只手控制膝盖部位，嘱患者主动屈曲并缓慢伸展膝关节。康复训练初期患者无法自行完成时，可适当借助外力来训练，但要注意动作的准确性，随着患者患肢能力的提高，操作者要在保证姿势正确的前提下监督患者完成此项训练。

（4）膝屈曲训练：患者取仰卧位，操作者站在患者患侧，一手握住患者的踝关节以辅助屈膝，另一手压住患者臀部，防止出现代偿性运动，做屈膝练习。患者也可取坐位，操作者位于患者患侧，一手托住患侧膝关节下方，另一手托住患侧脚背，托起下肢，练习膝关节屈曲。

（5）踝背屈训练：患者取仰卧位，操作者坐在侧方，嘱患者屈曲下肢，同时一手固定在踝关节上方，另一手协助患者踝关节做背屈、外翻练习。也可在患者俯卧位屈膝时，操作者一手固定踝关节上方，另一手协助患侧踝关节做背屈、外翻练习。

（6）伸髋、屈膝、背屈踝训练：患者坐位，操作者站于患者患侧，患侧腿屈膝并垂于床边伸髋。操作者托住患足，使其处于背屈位，并向头侧运动（即屈膝），协助患者在伸髋状态下继续做屈膝和背屈踝训练。

（7）屈髋、屈膝训练：患者仰卧位，操作者站在患者患侧，一手托住患足。患者屈膝并将患肢放到床下，在髋伸展的状态下，由操作者协助患者将患侧下肢抬至床面上。此项训练刚开始时，需要操作者协助的力量较大，随着患者能力的不断加强，协助的力度也就相应减少。

3. 床边坐起训练　只要病情允许，患者应尽早进行床上坐位训练。长期在床上活动，尤其是老年人，可产生许多严重的并发症，如静脉血栓形成、坠积性肺炎、压力性损伤等。

（1）坐位耐力训练：患者刚开始坐起来时可能发生直立性低血压，因而要先进行坐位耐力训练。训练时，不应直接采取 90°坐位，可先将床头摇高至 30°，让患者保持该体位 30 分钟。随后，每次以 15°的幅度逐步增加角度（即依次过渡到 45°、60°），每个角度均保持 30 分钟，直至达到 90°坐位。当患者在 90°坐位下能持续保持 30 分钟且无不适时，方可进行床边坐起训练

（2）卧位到床边坐起训练：从患侧坐起时，患者应先将患侧腿置于床边外，使膝关节屈曲，开始时需要操作者协助这一动作的完成，或是用健侧腿将患侧腿抬到床边。随后，患者将健侧上肢向前伸展并越过身体中线，同时缓慢旋转躯干，利用健侧上肢在身体患侧支撑床面，逐步撑起上身。最后，摆动健侧腿至床外，完成从卧位到床边坐起的动作。从健侧坐起时，先将健侧翻身，健侧上肢屈曲缩到身体下，双腿远端垂直于床边，头向患侧侧屈，利用健侧上肢支撑身体慢慢坐起。当患者由床边坐位躺下时，运动程序与上述相反。

4. 站起和坐下训练

（1）站起训练：患者坐位，保持躯干直立，操作者坐在对面，用自己的下肢协助患者，将患肢控制于髋关节外展、膝关节屈曲位，全脚着地。首先嘱患者双腿后移（偏瘫侧的脚不能后移时，操作者给予适当帮助），用健侧手握住患侧手前伸，上半身前倾，此时操作者向前牵引患者双手，当双肩越过足尖后，再伸膝、伸髋站起。

（2）坐下训练：方法相同，顺序相反。

站起是坐下和步行的基础，正确的训练方式可以抑制全身的伸展模式，抑制上下肢痉挛，但要注意的是，动作要左右对称，重心要向患侧

转移，努力避免出现健侧负重，患侧下肢髋关节屈曲、内旋及足跟离地的现象。坐下时动作宜缓慢，以便于提高控制力。

5. **立位训练** 立位训练是为行走做准备。

（1）起立训练：患者双足分开约一脚宽，双手手指交叉，上肢伸展向前，双腿均匀持重，慢慢站起，此时操作者站在患者前面，用双膝支撑患者的患侧膝盖，双手置于患者臀部两侧帮助患者重心前移，伸展髋关节并挺直躯干，坐下时动作相反。但是要防止用健侧腿支撑站起来的现象。

（2）站位平衡训练：静态站位平衡训练是在患者站起后，让患者松开双手，上肢垂于体侧，操作者逐渐除去支撑，使患者保持站立位。但要注意，站立时不能有膝过伸，当患者能独立保持站立位时，让患者的重心逐渐向患侧转移，训练患侧腿的持重能力，同时让患者交叉的上肢伸向各个方向，并伴随躯干作出相应摆动，训练动态站立平衡。

（3）独立平衡训练：患者抓住扶手，向前后左右方向移动身体，也可旋转身体，进行平衡训练。

6. **行走训练** 当患者达到动态平衡，患侧下肢的持重达到体重一半以上，并且能独自向前迈步时才可准备行走训练。训练需按以下步骤进行：

（1）步行前准备：先练习扶持站立，接着进行患侧腿的前后摆放、踏步、屈膝、伸髋等活动，以及患侧下肢负重，双腿交替前后迈步和患侧下肢的平衡训练。

（2）扶持步行：操作者站在患者偏瘫侧，一手握住患侧手，掌心向前，另一手从患侧腋下穿出置于胸前，手背靠在胸前处，与患者一起缓慢地向前步行。训练时要按照正确的步行动作向前行走或是平行运动，然后扶拐杖行走，再到徒手行走。

（3）改善步态：步行训练早期常有膝过伸或膝过软（膝关节突然屈曲）现象，应进行针对性的膝控制训练。如果出现患侧骨盆上提的画圈步态，说明膝屈曲和踝背屈功能差，应重点训练。

（4）复杂步态训练：如高抬腿、走直线、绕圈走、转换方向、跨越障碍物等，需增加下肢力量，训练步行稳定性（如在窄宽道内行走）和协调性（如踏固定自行车）。

（5）上下楼梯训练：应遵照健腿先上、患腿先下的原则。上楼梯训练：操作者站在患侧后方，一手协助控制患侧膝关节，另一手扶助健侧腰部，帮助患者将重心移至患侧肢体，健足先登上一层台阶。健侧肢体支撑稳定后，重心充分前移，操作者一手固定腰部，另一手协助患腿抬起，髋、膝关节屈曲，将患足置于高一级台阶。下楼梯训练：患者站在楼梯顶端，双手握住扶手，患侧脚先下一级台阶，然后健侧脚再跟着下，保持双脚之间的距离适中。如此反复地进行练习，直到患者能独立行走。

7. 中医治疗措施　缺血性脑卒中急性期患者肢体偏瘫时，可采用中药烫熨疗法促进偏瘫肢体康复。中药包方剂成分包括艾叶、菊花、细矿石及绿茶等，通过微波炉对中药包进行加热，为避免患者烫伤，应确保中药包温度不超过 60℃，外覆毛巾并置于患者肢体实施烫熨治疗。治疗过程中观察患者皮肤症状并询问其感受，以皮肤微微发红为宜，烫熨治疗时间为每次 30 分钟，每日 1 次。

另外，患者肢体偏瘫采用穴位按摩可以提高患侧肢体的肌力，早期按摩可明显改善脑卒中患者偏瘫后遗症。按摩足底可促进足底反射区的血液循环，提高脑卒中偏瘫患者肢体运动功能和日常生活能力；早期进行中药外敷、熏洗等外治方法也是促进脑卒中患者功能康复的有效措施。

二、吞咽功能障碍

吞咽障碍是指食物（或液体）从口、咽、食管至胃的推进过程中受到阻碍。由于各种原因损害了双侧舌咽、迷走神经或皮质脑干束所致的机械性梗阻，或神经和肌肉功能发生了障碍，致使吞咽功能不能进行。约 50% 脑卒中患者发病后伴有不同程度的吞咽困难，极易造成误吸、吸入性肺炎、脱水、营养不良，严重影响患者的生活质量，甚至危及生命。

（一）干预时机

脑卒中后吞咽功能障碍患者需尽早进行干预。脑卒中患者首次进食（食物、液体、药品）前需进行吞咽功能筛查，经评估得出吞咽功能正常或可疑障碍的患者要给予饮食指导，吞咽功能障碍的患者要给予留置胃管或通过其他途径补充营养，同时做好管道护理，以预防误吸、吸入性肺炎等并发症的发生。

（二）吞咽功能筛查

吞咽功能筛查以便捷、安全为前提，进行两种或两种以上的联合筛查可以提高吞咽障碍筛查的准确性。临床常采用洼田饮水试验来评估吞咽功能（表 2-12）。

患者端坐，喝下 30ml 温开水，观察所需时间和呛咳情况。

表 2-12　洼田饮水试验评估表

分级	评定标准		结果判断
I	5 秒内一口喝完，无呛咳	☐	正常
	虽可一口喝完，无呛咳但超过 5 秒	☐	可疑吞咽障碍
II	分两次以上喝完，无呛咳	☐	可疑吞咽障碍
III	能一次喝完，但有呛咳	☐	
IV	分两次喝完，难以全部喝完	☐	吞咽障碍
V	常常呛咳，难以全部喝完	☐	

洼田饮水试验注意事项：

1. 使用过程中需注意患者意识状态。

2. 为了患者的安全，可实行改良式洼田饮水试验。先拿 5ml 温开水进行测试，如患者呛咳，则评定为吞咽功能障碍，无需再进行 30ml 温开水试验。

3. 洼田饮水试验时，不要告诉被检查者，以免情绪紧张，影响试验分级，测试者给被检查者喂水或告诉家属喂水时，剂量要准确，根据被检查者平时呛咳情况决定喝水方法，以免给患者造成不适感。

吞咽功能的评价需要受过培训的人员使用液体和固体结构的食物来观察患者吞咽生理功能的变化，明确是否需要进一步检查、评价治疗方法的效果及制订治疗计划等。

（三）经口进食指导

对于吞咽障碍患者，食物的要求与正常人有所不同，但也需要尽量保持营养均衡，主要体现在食物种类上的安排。由窦祖林教授主编的《吞咽障碍评估与治疗（第 2 版）》中提到，吞咽障碍患者每日食物摄取的比例和数量是：粮食和豆类400～500g，其中粮食与豆类10∶1；蔬菜、水果摄入量为300～400g，其中蔬菜与水果的比例为8∶1；奶和奶制品的摄入量为200～300g；鱼、肉、蛋类为100～200g。吞咽障碍患者面对众多食物进行选择时，首先是考虑如何吃下去，安全有效进食是个大问题。食物质地的选择和液体增稠已成为吞咽障碍管理的重要手段，其中将液体增稠可以减慢液体在口腔期和咽期的运送过程，使食物安全进入食管，改善吞咽状况。

1. 食物的性状及选择

（1）食物质地的选择：吞咽障碍患者的膳食除了尽量按平衡膳食的种类及比例选择外，还必须考虑容易进食，而又不引起误吸和残留等问题。这在食物的调制方面可做适当的加工，以便适合不同阶段吞咽障碍患者食用。临床上通常可将食物分为稀流质、流质、半流质和半固体状。但对于吞咽障碍的患者来说，对于食物的质地更为客观的评价指标是食物的黏稠度、硬度、黏附性和内聚性4个方面。

黏稠度：可以反映食物的流动性，如水的黏稠度低，而半流质和半固体状食物的黏稠度高。不同的黏稠度会对误吸和残留有影响。黏稠度可通过增稠剂来调整，以适应患者的吞咽功能。

硬度：是指将食物压缩时达到断裂点所需的力度。不同硬度的食物对患者的咀嚼功能有一定要求，如坚果类和肉类食物需要较大的力量才能将食物咬断，而豆腐用舌即可压碎。

黏附性：与黏稠度类似，主要反映食物与口腔及舌的附着容易程度。黏附性高的食物相对来说容易引起残留，如年糕等；黏附性低、容易流动的食物则容易误吸，如液体。

内聚性：反映食物一旦离散之后再形成食团的容易程度。内聚性适中的食物容易吞咽，如饼干等颗粒状的食物不容易形成食团，而秋葵、果冻样的食物则易搅拌成食团。食团的形成对于吞咽非常重要。

食物的选择因人而异。吞咽障碍患者出现障碍的不同时期、不同程度所选择的食物有所不同，主要从患者容易吞咽而又不引起误吸和残留因素考虑，必要时须在吞咽造影下进行选择。应根据患者吞咽功能的情况，平衡地选择食物的质地。黏稠度低的稀流质食物不易残留但误吸的风险高，而黏稠度高的食物不易误吸但容易残留。

临床实践中，吞咽障碍患者的食物性状应首选糊状食物。亦可根据吞咽障碍影响吞咽器官的部位，选择适当食物并进行合理配制。不同质地的食物根据需要，可调制成不同形态，如患者饮水呛咳，但进食糊状食物无误吸，就可使用增稠剂将水调稠进食。若患者咀嚼困难，则可将食物硬度降低，用搅拌机打碎，然后用半固化食物调节剂进行半固化处理，易于吞咽。

一般来说，吞咽障碍患者不宜选择温度过高、较干易碎、较为坚硬、呈稀水样的食物。

小贴士

吞咽障碍患者不宜选择的食物：

1. 干噎或易松散的食物，如饼干。
2. 不易咀嚼的食物，如大块肉类。
3. 黏性高的食物，如年糕。
4. 有骨有刺的食物。
5. 汤汁较多的食物。
6. 大块食物如馒头；块状或叶、茎较长的蔬菜，如芹菜等。
7. 其他如高脂、咖啡、碳酸饮料、辛辣食品及温度较高的食物。

（2）食物质地的改良：部分吞咽障碍患者可通过食物质地的改良而获取再次经口进食的机会。患者由于咀嚼功能差、舌肌力量减退、咽部收缩力不足、环咽肌开放功能障碍等原因，需要在进食过程中对食物的质地进行改良。例如，当吞咽障碍患者反复咀嚼时易导致疲劳，这种类型的患者就应避免进食需要反复咀嚼的食物，可以把食物切碎，煮成布丁状，或将食物制作成混合食物。稀流质食物会增加吞咽障碍患者的误吸风险，合理应用增稠剂增加食物黏稠度可使食物通过口—咽位置速度变慢，从而使食物更易被控制，且在咽期吞咽启动之前防止食物从舌根部溢进气道（表2-13）。

表 2-13　食物选择分类表

食物性状	适应人群	食物特征	食物种类
布丁状食物	轻度咀嚼障碍患者	食物细软、不散、不黏；容易咀嚼或用牙龈咀嚼	稠碎肉粥、酸奶、碎肉、鱼片等
蛋羹状食物	中度咀嚼或吞咽障碍患者	食物湿润有形状，即使没有牙齿也可用舌压碎，且容易形成食团，在咽部不会分散，容易吞咽	稠肉泥粥（剔除碎肉渣）、蒸蛋羹、碎面条、豆腐脑等
泥状食物	轻度或中度咀嚼障碍患者	食物成泥状、无渣、没有棱角、不需要咀嚼	苹果泥、土豆泥、南瓜泥、玉米泥、鸡肉泥、山药猪肉泥等
糊状食物	明显咀嚼或吞咽障碍患者	食物呈啫喱状或果冻状，无须咀嚼，易吞咽；通过咽和食管时易变形且很少在口腔内残留	稠玉米汁、稠山药汁、芝麻糊与藕粉（较稠密）等

（3）食物增稠剂的使用：为保障吞咽障碍患者安全进食流质食物，可添加增稠剂。增稠剂的应用不仅是治疗，也是评估的重要工具。

1）增稠剂的类型：食物增稠剂可以将食物由稀变稠，原料主要有淀粉类和黄原胶两大类。淀粉类原料的增稠剂容易在口腔和食管消化，黄原胶的增稠剂则不易在口腔和上消化道消化。两者在临床上各有特点，对于口腔期吞咽障碍患者，食物通过较慢的则不宜选择淀粉类；而对于食管蠕动较慢，残留较多的患者则不宜使用黄原胶类增稠剂。增稠剂广泛用于各种吞咽障碍患者。

2）增稠剂的特点：不同品牌的食物增稠剂具有如下特点。室温下，迅速且完全溶解，冲调方便；稳定性佳，隔夜放置，也不会改变浓稠度；无色无味，与食物调制时，不会改变原口味；用途广泛，可应用于冷热、咸甜饮品，并可将糊状食物塑形，以方便进食，促进食欲；可冷藏，调制后可先冷藏再烹调，冷藏时间可长达24小时，增加供餐的便利性。其调制方法简易、快速，且不改变食物原味。

3）增稠剂的调配：根据需要可将食物与增稠剂混合调整成合适黏度的食物。液体类的食物可直接进行添加。对于固体类的食物，如米饭、肉类、坚果则需要降低食物硬度，需要先搅拌，但调制的流质食物可直接添加适量的增稠剂。不同品牌的增稠剂，其用量会有所差别。

2. **餐具的选择**　选择圆润、无尖角、光滑的安全舒适型餐具，避免使用刀叉等不安全餐具，饮水禁用吸管。勺子：柄长且粗，边缘钝厚，容量约为 5 ~ 10ml；碗：边缘倾斜，加防滑垫；杯子：杯口不要接触到鼻部。

3. **一口量**　一口量是指最适于患者吞咽的每次喂食量。一口量过多，食物易从口中漏出或增加误咽风险；一口量过少，则难以触发吞咽反射。一般正常人的一口量为：流质食物 1 ~ 20ml、糊状食物 3 ~ 5ml、肉团平均 2ml。应从小量（2 ~ 4ml）为起始试用量，安全后酌情递增，但最大量需控制在 20ml 以内。建议用小而薄的勺子，比较容易控制进食量。

4. **进食体位及方法**　协助患者取半坐卧位：床头抬高 30° ~ 60°，头颈前屈，偏瘫侧肩部用枕垫起，减少鼻腔逆流危险的同时也减少误咽风险；或取坐位：上身前倾约 20°，颈部稍向前屈曲，喉部上抬，使食物易进入食管，防止误咽。

健侧口角低于偏瘫侧，协助者在偏瘫侧辅助，第一步，取适量准备好的糊状食物，从健侧臼齿处喂入有利于食物在口腔中的保持及输送；第二步，食物倒入健侧颌部或舌后部，同时退出勺子；第三步，协助并确认其完成吞咽动作。进食后维持 10 ~ 20 分钟的半坐卧位／坐位以防误吸，进食结束后 30 分钟内不宜接受翻身、吸痰操作，尽可能鼓励患者自行进食，必要时提供协助。进食环境应安静，患者注意力集中，能坐起来就不要躺着，能在餐桌上就不要在床边进食。

5. **调整进食速度**　指导患者以较常人缓慢的速度进行摄食、咀嚼和吞咽。一般每餐进食的时间应控制在 30 ~ 40 分钟为宜，提倡患者和家人一起进餐，以增加食欲。如遇咳嗽、气促、呛咳情况时先暂停喂食，让患者充分休息恢复后再行进食。

6. **代偿性训练**　即进行吞咽时采用的姿势与方法，一般是通过改变食物通过的路径和采用特定的吞咽方法使吞咽变得安全。

（1）侧方吞咽：让患者分别左、右侧转头，做侧方吞咽，可除去梨状隐窝部的残留食物。

（2）空吞咽与交替吞咽：每次进食吞咽后，反复做几次空吞咽，使食团全部咽下，然后再进食。可除去残留食物，防止误吸，亦可每次进食吞咽后饮极少量的水（1~2ml），这样既有利于刺激诱发吞咽反射，又能达到除去咽部残留食物的目的，称为"交替吞咽"。

（3）用力吞咽：让患者将舌用力向后移动，帮助食物推进，通过咽腔，以增大口腔吞咽压力，减少食物残留。

（4）点头样吞咽：颈部尽量前屈，形状似点头，同时做空吞咽动作，可去除会厌谷残留食物。

（5）低头吞咽：颈部尽量前屈姿势吞咽，使会厌谷的空间扩大，并让会厌向后移位，避免食物溢漏入喉前庭，更有利于保护气道；收窄气管入口；咽后壁后移，使食物尽量离开气管入口处。

（四）胃管进食指导

鼻饲前，抬高床头 30°~45°，鼻饲液温度为 38~40℃，可用手臂内侧试温，鼻饲前回抽胃液，确定无胃潴留后注入少量温开水，将鼻饲液缓慢匀速注入胃管内，鼻饲后用温开水冲管，每次鼻饲量不超过 200ml，两餐间隔时间不少于 2 小时。鼻饲口服药前先将药研碎加水溶解后再注入胃管，然后用温开水冲管。鼻饲后保持半坐卧位半小时至 1 小时。

（五）吞咽功能障碍康复

1. **肌群协调训练** 指进行唇、舌、齿、软腭、咽、喉与颌部肌群运动。包括缩唇、叩齿、伸舌、卷舌、鼓腮、吹气等运动。

2. **口唇抗阻训练** 该训练主要是针对口轮匝肌无力的患者。指导患者对照镜子，独立进行紧闭口训练，要是患者不能单独完成，则操作者按摩放松患者口唇周边肌肉，然后帮助患者完成紧闭口唇的训练。当患者能够完成紧闭口唇动作时，指导患者用双口唇将筷子用力抿住，操作者将筷子向外取出，患者尽力抿住口唇不要让筷子被取出，以此来训练口唇肌。

3. **下颌开合训练** 指导患者张口、闭口，不能独立完成时操作者协助患者完成。当患者存在咬肌高度紧张、咬合反射亢进的情况时，可对紧张的肌肉进行冷刺激、按摩和牵伸疗法，使咬肌放松；如果咬肌肌力下降，可对咬肌进行振动刺激和轻拍。

4. **舌部训练** 当患者的舌部肌肉伸展不充分时，操作者可用纱布轻轻包住舌尖并用力向外拉，同时嘱患者向后收缩舌部，使舌部能同时运动。当操作者的拉出动作有困难时，可用勺子凸面压迫舌背部使舌平展，舌头慢慢向前伸出。舌尖运动不良时，用勺子的凹面压迫舌的侧前方，两边交替进行，左右运动训练。当患者舌部具备自主运动能力后，可嘱其用舌尖将置于口腔内的勺子向外推出，或向左右脸颊方向顶推。

5. 吞咽模式训练　通过评估患者的最佳进食方式后进行吞咽功能的康复训练。具体方法：患者取最佳的进食体位，集中精力张口，先以一小勺的糊状食物，含在患者口中，然后指导患者在调神、调息的基础上，诱发舌骨上肌群收缩，使糊状食物抵达咽部，同时诱发舌骨下肌群收缩并抬头伸脖，诱发吞咽反射，使食物能顺利地进入食管，完成吞咽动作。当患者能完成糊状食物的吞咽且没有呛咳时，可逐渐过渡到粥状，再慢慢过渡到流质，每次训练 20 分钟。

6. 改善吞咽反射的训练　寒冷刺激法能有效提高软腭和咽部的敏感度，使之容易诱发吞咽反射。方法：用冷冻的湿棉棒刺激软腭、腭弓、咽后壁及舌后部，连续反复 5 ~ 10 次。亦可指导患者每日进行 2 ~ 3 次自主咽口水练习，有加快吞咽反射的效果。对已经开始口腔进食的患者，可在进食前进行口腔冷刺激和清洁，不仅能改善咽部对食物的敏感度，还能诱发吞咽反射。

7. 使用吞咽治疗仪康复　通过中频电刺激舌骨上肌群促使其收缩，使舌升高，唾液进入咽喉部，诱发吞咽反射。同时刺激颌下腺和唾液腺，使之分泌唾液，唾液进入咽部则有利于吞咽反射的诱发。

8. 中医治疗措施

（1）穴位按摩：可采用轻柔的按摩手法，分别按摩颊车、迎香、廉泉、人迎、天突等穴。刺激面肌、舌肌等肌群，以松解粘连、增加血液循环，促进参与吞咽动作的肌肉的康复。

（2）隔姜灸：以哑门、风府、合谷为主穴，具有温经通络、促进吞咽功能恢复的作用。

（六）吞咽功能障碍患者发生窒息时的急救措施

1. 就地抢救，立即停止进食，清除口咽部食物。

2. 迅速使用手指掏出口咽部食团。若患者牙关紧闭，可使用筷子或开口器等撬开口腔掏取食物，解开患者领口，尽快畅通呼吸道，使用海姆立克法急救。

（1）自救：将拳头的拇指面，放在胸廓以下、肚脐以上的腹部，稍微弯腰，靠在固定的水平物体上，比如桌子边缘、扶手栏杆等，对着物体，压迫上腹部，快速向上冲击，反复操作，直到异物排出为止。

（2）立位腹部冲击法（意识清醒患者）

1）救护者站在患者身后，用双臂环绕患者腰部，令患者弯腰，头部前倾。

2）一手握空心拳，拳眼顶住患者腹部正中线脐上方两横指处。

3）另外一手紧握此拳，快速向上、向内冲击多次，直到异物排出。挤压动作要迅速，压后随即放松。

4）患者配合救护，低头张口，便于异物排出。

（3）仰卧位腹部冲击法（意识不清患者）

1）将患者置于仰卧位，救护者骑跨在患者髋部两侧。

2）一手掌根置于患者腹部正中线，脐上方两横指处，不要触及剑突。另一手直接放在第一只手的手背上，两手掌根重叠。

3）两手合力，快速向内、向上有节奏地冲击患者腹部，重复若干次。

4）检查口腔，如异物被冲击出，则迅速用手将异物取出。

5）检查呼吸、心跳，如果没有，立即实施心肺复苏术。

三、语言功能障碍

卒中患者可产生各种语言障碍，常见的为失语症和构音障碍。

失语症是个体利用语言如口语、书面语及手势语等进行交际活动过程中出现的言语障碍。患者在意识清晰、无精神障碍及严重智能障碍的前提下，无视觉及听觉缺损，亦无口、咽、喉等器官肌肉瘫痪及共济运动障碍，却听不懂别人或自己的谈话，说不出要表达的意思，不理解也写不出病前会读、会写的句子。

构音障碍是由于神经病变，以及与言语有关的肌肉麻痹、收缩力减弱或运动不协调所致的言语障碍。

语言功能障碍导致交流不畅，对患者参与社会生活产生负面影响，降低患者生活质量，给患者本人及其家属带来较重的心理负担，增加卒中后抑郁的发生率。

（一）心理护理

患者常因无法表达自己的需要和感情而烦躁、自卑，家属应关心、体贴、尊重患者，避免挫伤其自尊心的言行；鼓励患者克服羞怯心理，大声说话，当患者进行尝试和获得成功时给予肯定和表扬；鼓励家属、朋友多与患者交谈，并耐心、缓慢、清楚地解释每一个问题，直至患者理解、满意；营造一种和谐的亲情氛围和轻松、安静的语言交流环境。

（二）沟通方法指导

鼓励患者采取任何方式向家属表达自己的需要，可借助符号、绘画、图片、表情、手势、交流板、交流手册或 PACE 技术（利用更接近实用交流环境的图片及其不同的表达方式，使患者尽量调动自己的残存能力，以获得实用化的交流技能，是目前国际公认的实用交流训练法）等提供简单而有效的双向沟通方式。与感觉性失语患者沟通时，应减少外来干扰，除去患者视野中不必要的物品（如关掉收音机或电视），避免患者精神分散，和患者一对一谈话等；对于运动性失语的患者，应尽量提出一些简单的问题，让患者回答"是""否"，或用点头、摇头示意；与患者沟通时说话速度要慢，应给予足够的时间做出反应；听力障碍的患者可利用实物图片法进行简单交流，文字书写法适用于有一定文化素质、无书写障碍的患者。

（三）语言康复训练

说话时语速要缓慢、清晰，配合肢体语言表达意愿。尽量理解患者所要表达的意思，给予其足够时间，鼓励用手势或图画帮助表达意图。

具体方法有：

1. **发音训练**　由训练张口诱发唇音（a、o、u）、唇齿音（b、p、m）、舌音，到反复发单音节音（pa、da、ka），当能够完成单音节发音后，让患者复诵简单句，如"早—早上—早上好"。

2. **复述训练**　复述单词和词汇，可出示与需要复诵内容相一致的图片，让患者每次复述 3～5 遍，重复训练，巩固效果。复述训练要求复述准确，语言清晰。

3. **命名训练**　让患者指出常用物品的名称及说出家人的姓名等，如果说不出，训练者可用口型、文字及图片提示。

4. **刺激法训练**　采用患者所熟悉的、常用的、有意义的内容进行刺激，要求语速、语调和词汇长短调整合适；刺激后应诱导而不是强迫患者应答；多次反复给予刺激，且不宜过早纠正错误；可利用相关刺激和环境刺激法等，如听语指图、指物、指字等。

5. **自发口语训练**　让患者看图片、漫画，也可以给患者听一段音乐，鼓励患者自由叙述，也可鼓励患者说说自己感兴趣的事。

6. **对话训练**　这种训练方法中自我介绍和互相问候是必不可少的，也可让患者模拟在商场、市场购物，与患者进行语言方面的训练。

四、认知功能障碍

认知功能是人们从周围世界获得知识及使用知识的过程，主要涉及注意力、记忆、学习、信息加工与调整、抽象思维和判断、目标行为的制定与执行等方面。

认知障碍是脑卒中后脑组织损伤导致大脑为解决问题而摄取、储存、整合和处理信息的基本功能出现异常的表现，包括失认、失用、单侧忽略、注意障碍、记忆障碍、执行能力障碍等。研究表明，约有30%缺血性卒中患者存在认知障碍。

（一）认知功能障碍筛查

针对脑卒中后认知障碍，可应用简易精神状态检查量表（MMSE）进行早期筛查，详见表2-14。

表2-14　简易精神状态检查量表（MMSE）

定向力 （10分）	1. 今年是哪一年? 现在是什么季节? 现在是几月份? 今天是几号? 今天是星期几?
	2. 你现在在哪个省? 你现在在哪一县(区)? 你现在在哪一乡(街道)? 这里是什么地方? 你现在在哪一层楼上?
记忆力 （3分）	3. 告诉你三种东西,我说完后,请你重复一遍并记住,待会还会问你 (各1分,共3分) 皮球、国旗、树木

注意力和计算力（5分）	4.100−7 = ? 连续减 5 次(93、86、79、72、65。各 1 分,共 5 分。若错了,但下一个答案正确,只记一次错误)
回忆能力（3分）	5. 现在请你说出我刚才告诉你让你记住的那些东西
语言能力（9分）	6. 命名能力 出示手表(卡片),问这个是什么东西? 出示铅笔(卡片),问这个是什么东西?
	7. 复述能力 我现在说一句话,请跟我清楚地重复一遍(四十四只石狮子)!
	8. 三步命令 我给你一张纸,请你按我说的去做,现在开始:"用右手拿着这张纸,用两只手将它对折起来,放在大腿上。"(每个动作 1 分,共 3 分)
	9. 阅读能力 请念"请闭上你的眼睛",并按这句话的意思去做!
	10. 书写能力 写出一个完整的句子。
	11. 结构能力 (出示图案)请你照下面的图案画下来!

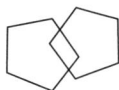

说明：①本检查要求在 10 分钟内完成,第 5 题和第 3 题应间隔 3 分钟；② 计算方法,正确回答或完成 1 项计 1 分,30 项得分相加即为总分,共 30 分。认知功能障碍评分标准：轻度：21～26 分；中度：10～20 分；重度：0～9 分。

（二）认知功能的康复指导

1. **注意力训练** 在一串数字中分别将某数,如"2"删除,或将词语中的某字如"子"删除,每次训练 10 分钟,根据情况进行反复训练。

2. **记忆力训练** 让患者认卡片的名称,使其反复记忆 10 分钟后请患者回忆出卡片名称,回答准确则换其他卡片并适当延长时间,逐渐增加回忆时间间隔及一次需记忆的卡片名称数,每次训练 10 分钟,根据情况进行反复训练。

3. **定向力训练** 让患者认时钟,进行时间的推算;让其辨认家人照片、报出姓名和亲属关系,每次训练 10 分钟,根据情况进行反复训练。

4. **计算力训练** 循序渐进进行 100 以内加减法，如 100 连续减 7 等，每次训练 10 分钟。患者出院后指导家属设计一些生活事件让患者计算，如去菜市场买菜、超市购物等。

5. **语言功能训练** 让患者数数字，再学说物品的名称，如"门、灯、碗、手、眼"等，逐渐增加到短句、长句。每次训练 10 分钟。并鼓励患者多读书、读报，与人交流。

6. **视空间与执行功能训练** 用简单的拼图玩具，让患者一步一步拼，对于难点可给予提醒和帮助，反复练习；为患者提供各种物体的轮廓图案，让患者用彩笔填上正确的颜色，不正确的给予提示，直到填准正确的颜色为止，反复练习。每次训练 10 分钟，根据情况可反复训练。

7. **想象力训练** 形象性和新颖性是想象活动的基本特点，它主要处理图形信息，以直观的方式呈现在人们的头脑中，而不是以词语、符号，以及概念等方式呈现。适当设计一些游戏以提高患者的想象能力，如猜字、七巧板拼图等。

8. **中医治疗措施** 中药及其有效成分能够对认知功能障碍患者的脑神经起到保护作用，单味中药如葛根素等。治疗脑卒中引起的认知功能障碍，可采用补脾益心汤加减（黄芪 80g，白术、酸枣仁各 30g，龙眼肉、龟板、当归、石菖蒲各 20g，人参 15g，远志 10g，木香、甘草各 6g），本方可提升患者认知功能，改善日常生活能力。

五、感觉障碍

感觉是人脑对直接作用于感觉器官的客观事物个别属性的反映。脑卒中的感觉障碍主要表现为肢体无力、麻木，较为严重的有持续性疼痛、灼热感、麻刺感等，具有病程长、疗效差、见效慢等特点。

（一）感觉障碍护理措施

1. **生活护理** 避免感觉障碍的身体部位长时间受压或受到机械性刺激。慎用热水袋或冰袋，防止烫伤、冻伤，对感觉过敏的患者尽量避免不必要的刺激。对深感觉异常、步态不稳者，下床活动时给予搀扶，以防跌撞受伤。

2. **心理护理**　感觉障碍常使患者缺乏正确的判断而产生紧张、恐惧心理或烦躁情绪，严重影响患者的运动能力和兴趣，应关心、体贴患者，主动协助其日常生活活动；多与患者沟通，取得患者信任，使其正确面对，积极配合治疗和训练。

3. **感觉训练**　感觉训练包括在运动训练中，应建立感觉—运动训练一体化的概念。可进行肢体的拍打、按摩、理疗、被动运动和各种冷热刺激。如每天用温水擦洗感觉障碍的身体部位，以促进血液循环；被动活动关节时反复适度地挤压关节，牵拉肌肉、韧带，让患者注视患肢并认真体会其位置、方向及运动感觉，让患者闭目，寻找停滞在不同位置的患肢的不同部位，多次重复直至找准，这些方法可促进患者本体感觉的恢复。上肢运动感觉功能的训练可使用木钉盘，如使用砂纸、棉布、毛织物、铁皮等缠绕在木钉外侧，当患者抓木钉时，通过各种材料对患者肢体末梢的感觉进行刺激，提高中枢神经的感知能力。还可以通过患侧上肢的负重训练改善上肢的感觉和运动功能。

（二）避免患侧忽略的措施

1. 在房间环境布置时，要使忽略的一侧（患侧）朝向床头柜、电视和房门等。

2. 在日常生活中注意尽量从忽略侧给予视觉、听觉等刺激。例如，对于患者"左侧忽略"、头转向右侧的患者，如果站在左侧与他交谈仍向右看时，应先从右侧给予刺激然后逐渐转移到左侧，即对重症患者的刺激是"右 - 左"。

3. 为提高患者的自理能力，练习行走时在患者忽略侧的地面贴上红色胶带纸，进餐时与周围人使用颜色不同的餐具，把忽略侧的轮椅手闸的手柄加长并罩上颜色鲜艳的布、忽略侧足踏板涂上颜色等。

4. 在健康宣教方面，让患者及其家属充分理解患侧忽略对患者日常生活的影响，了解患者在安全方面存在的行为问题，强调在各种活动中视觉扫描的重要性，训练患者自我发现并克服忽略，尽可能为患者提供帮助。

5. **中医治疗方法**　用壮医药线点灸结合独活寄生汤治疗偏身感觉障碍有较好的疗效，也可用壮医莲花针拔罐逐瘀法联合黄芪桂枝五物汤加附子治疗脑梗死偏身麻木。

第三节　常见并发症管理

脑卒中是一组复杂的疾病，患者常见的并发症包括肩手综合征、肺炎、下肢深静脉血栓形成、压力性损伤等，这些并发症是影响患者预后和生活质量的重要因素。在慢病管理中，主要是通过相应的指导措施预防这些并发症的发生。

一、肩痛

肩痛通常在脑卒中后较早发生，61% 的患者偏瘫后发生肩痛，其中2/3 患者在卒中后 4 周内出现肩痛，其余的在随后 2 个月内发生。肩痛也可以很晚出现，甚至在数月后出现。

偏瘫肩痛一般呈现典型的进行性发展的疼痛，有些肩痛是由意外损伤引起，通常表现为在治疗或检查时被动运动患者手臂（做上肢上举或肩外展），在关节活动度的终末段可能出现剧烈疼痛，患者能准确指出疼痛部位；如果引起疼痛的因素未及时解除，疼痛可能在一段时间内加重或很快加重，且做任何上肢活动都会引起疼痛。这种在上肢活动时出现的剧痛，无论是立即停止活动还是将上肢再放于体侧都无法缓解。有些患者可能仅在上肢处于某一特定姿势下疼痛或是夜间卧床时感到疼痛。随着病情的发展，患者主诉疼痛扩散，逐渐涉及整个肩关节、三角肌，整个上肢甚至手部，也可向颈部放射，患者越来越难以指出疼痛的确切位置。严重者不能忍受上肢任何被动活动，甚至昼夜疼痛。如未采取有效的治疗措施，最后肩关节可能挛缩固定。

管理指导如下：

（一）早期处理

1. **消除早期的疼痛症状**　一旦发现患者出现肩痛，就应尽早消除患者的疼痛症状，并保持关节无痛的全范围关节活动度。应注意在运动上肢之前，要进行松动肩胛骨练习及应用躯干旋转以抑制痉挛。

2. **鼓励患者保持上肢运动**　若患者因为肩痛而不愿意活动肩部，且用手把持住痛肩，使肩部处于屈曲位，则会使屈肌张力增高，固定的肩胛骨更加强烈地下沉、后缩，肩关节内旋，形成恶性循环。因此，应鼓励并指导患者正确地完成上肢锻炼，且不致引起疼痛。

3. **避免反复损伤** 应特别注意协助患者翻身、穿衣及扶持步行时，要避免牵拉上肢；检查患者在床上的体位摆放是否正确，应尽可能以正确的姿势向偏瘫侧卧，同时肩部充分前伸。

（二）严重肩痛的处理

当患者肩关节僵硬、疼痛时，处理方法应有所不同。

1. **心理护理** 恐惧会使肌张力增高，尤其是屈肌群的张力，包括使肩胛下沉、后缩及肱骨内旋。因此，对严重肩痛患者首先应采取各种方法减轻其焦虑，必要时也可采用放松疗法，直到患者恢复信心后方可进行上肢的治疗。有研究提示，运用暗示、转移、分散注意力、音乐等方法可减轻患者对肩痛的关注度，有利于肢体运动功能的恢复。此外，护士应主动与患者及其家属沟通，以提高患者康复训练的积极性。

2. **床上的体位摆放** 肩关节僵硬并疼痛的患者在床上几乎都被置于仰卧位。为使肩胛骨能自由活动，患者很有必要采取侧卧位，但应循序渐进，刚开始让患者只转成 1/4 侧卧，保持 15 分钟或到出现疼痛为止，然后再转回去，逐渐延长侧卧时间，最后让患者达到完全侧卧，同时应保护好患侧上肢，以保持肩部无疼痛。

3. **肩关节以外的活动** 于存在肩关节僵硬、疼痛的患者，除针对肩部进行康复外，还需同步加强平衡能力、步态等其他功能的训练，以逐步恢复身体协调性，实现更轻松、自然的肢体运动。

4. **正确的肩部运动**

（1）治疗者坐于患侧，一只手放于患者腋下，让其重心向患侧转移，同时用手上抬患者肩胛带，有节奏地反复进行该运动，逐渐增加向患侧转移的运动幅度。这种运动训练可有效抑制患侧肩胛骨痉挛的发生。如果患手平放在侧面，通过伸直的手臂负重，其效果可进一步增强，治疗师应帮助患者保持肘伸直。

（2）患者坐在椅子上，双手交叉，可将肱骨外旋，同时将患手的手指外展从而缓解痉挛。治疗师站在患者前面，让患者身体前倾，双手去触摸自己的脚，同时治疗师将手放在患者的肩胛骨（双侧）上，通过使肩胛骨前屈、外展并向上旋转来促进这个活动。当患者能够触到自己的脚趾时，即提示肩关节已经屈曲 90°。

（3）患者坐位，双手交叉相握放在面前的一个大球上，身体前倾，将球向前推，然后再返回。这个运动实际上是在髋关节屈曲的同时患者的肩也进一步屈曲，因为双手有球支持，所以不会诱发疼痛，患者能控制运动的幅度。

（4）患者坐于光滑的桌子或治疗床前，双手交叉相握置于一条毛巾上。尽量将毛巾推向前方，通过躯干的运动再次使肩关节产生运动。

（5）从仰卧位向患侧翻身，可抑制躯干和上肢的痉挛。为了防止翻身时损伤肩关节，在翻身之前应双手交叉，上肢伸直，肩胛带前屈，肩关节前屈。对于独立翻身困难者，护理人员可一手协助患者患肩充分前伸，另一手帮助患者柔和、平稳地向患侧翻身，翻身的角度应逐渐加大，以免损伤肩关节。翻回仰卧位时，护理人员应协助患者将患侧上肢抬起，避免肩关节完全外展。随着患者向患侧翻身越来越容易，护理人员可将患侧上肢进一步抬高。做完上述活动，护理人员应随即在刚刚获得的关节活动范围内协助患者做被动运动，并让患者双手交叉相握，做进一步的肩关节前伸运动。

（6）患者仰卧位，双腿屈曲，治疗者通过协助患者轻柔地、有节律地摆动双腿使躯干旋转，以缓解整个患侧的肌肉痉挛。此时，患者肩关节周围肌肉也随之放松，治疗者可在无不适情况下抬高患侧上肢，逐渐加大角度。该方法有利于改善患侧上肢上举的范围。

（7）患者仰卧位，双腿屈曲，治疗者帮助患者进行深呼吸运动。治疗者一手置于患者肋骨上，手指斜向肋骨的运动方向，在患者呼气时，向下及向中线方向挤压。另一手握住患侧上肢在无痛范围内做最大限度的外旋上举。该方法可抑制肩胛及肩周肌肉的痉挛，有利于患侧上肢做进一步上举的运动。

5. **中医治疗措施**

（1）中药熏洗疗法：患者患侧肩部及上肢可采用中药舒筋活络洗剂熏蒸和擦洗。舒筋活络洗剂由桂枝、细辛、透骨消、乳香、没药等药物组成，具有温经散寒、舒筋活络功效，用于改善脑卒中后的肢体麻木肿痛及上肢运动功能。

（2）热敏灸：热敏灸是采用点燃的艾条产生的艾热悬灸热敏态穴位，激发透热、扩热、传热、局部不（微）热而远部热、表面不（微）热而深部热、非热觉等热敏灸感和经气传导，并施以个体化的饱和消敏灸量，从而提高艾灸疗效的一种新疗法，具有温通气血、活血止痛的功效。对于脑卒中后肩痛患者，在肩髃穴进行温和灸，即可诱发腧穴热敏化现象，使患者上肢经脉中的阴寒渐散、闭阻渐通、气血复行，从而达到温通气血、活血止痛的效果。

（3）穴位贴敷：该疗法以经络学为理论基础，既有穴位刺激作用，又通过特定的药物吸收发挥明显的药理作用，是治疗卒中后肩痛的有效方法。

（4）推拿：脑卒中偏瘫患者可能因为肩痛等原因，出现不敢活动肩关节等情况，以致肌肉萎缩和韧带粘连。推拿沿患侧经络循行路线及气血运行方向，通过滑利关节，增加局部血液循环，改善肌肉营养状态，防止肌肉萎缩和肌腱韧带粘连、挛缩，达到疏通经络之目的。

二、肩关节半脱位

肩关节半脱位普遍发生于脑卒中的早期软瘫期，肩关节半脱位本身并无疼痛，多于病后几周患者开始采用坐位时患侧上肢在体侧悬垂时间过久才出现牵拉不适感或疼痛，当上肢被动上举或有所支撑时，上述症状可减轻或消失，随着时间的延长可出现较剧烈的肩痛。肩部三角肌塌陷、关节囊松弛、肱骨头向下前移位，呈轻度方肩畸形。肩胛骨下移，关节盂向下倾斜，成为"翼状"肩胛骨。关节盂处空虚，肩峰与肱骨头之间可触到明显的凹陷，可容纳（1/2）~1横指。随着肌张力的增高与运动功能提高，上述体征可逐渐减轻甚至消失，多数患者仅在托起上肢或精神紧张、活动、用力时出现。在患者采用坐位时，上肢无支撑而下悬垂于体侧时仍呈明显的半脱位表现。早期被动活动肩胛骨及肩关节时可感到无明显阻力，出现痉挛后，被动运动可感到阻力增加，部分患者出现肩痛和肩关节活动受限。因失去了肌肉保护，若处理不当可因过度牵拉损伤臂丛神经而出现相应表现，部分患者可见脊柱侧弯。

管理指导如下：指导患者配合纠正肩胛骨位置的治疗与护理，同时注意训练时每次应持续尽可能长的时间，因为只有持续性的牵拉才能降低肌张力。所有刺激患侧上肢功能恢复的方法均可用于活化稳定患侧肩关节的肌肉。

1. 用冰块快速地按摩有关肌肉，可刺激肌肉活动。

2. 立位、步行训练、健侧上肢的活动等可通过联合反应促进患肩肌肉的收缩与张力提高。

3. 对三角肌及冈上肌，用功能性电刺激及肌电生物反馈进行治疗也是有效的方法。

4. 针灸，尤其是电针治疗可对提高肌张力起到一定作用。

肩关节半脱位患者易出现肩痛和关节活动受限，所以维持关节的活动范围是十分重要的。在治疗中，应注意避免牵拉损伤患侧上肢而引起肩痛和半脱位。在被动活动中一定要注意保护肩关节，每日 1 ~ 2 次被动活动即可，不宜过多进行。被动运动往往不能达到充分的关节活动范围，不能保护肩关节，在使肘关节充分伸展时有可能过度牵拉肩关节，从而有引起肩痛和半脱位或使其加重的可能性，而且存在不能保持充分的关节活动度的可能，应予以注意。

注意保护肩关节：对患者采取不适当的牵拉可使半脱位加重，且可引起肩痛，如翻身时牵拉其上肢、不正确地将患者从椅子中托起等。除了医护人员以外，还应对患者家属进行指导，使其能正确地转移患者或转换患者的体位。

三、吸入性肺炎

吸入性肺炎是指口咽部分泌物或胃内容物被吸入下呼吸道后所导致的肺部炎症，是脑卒中患者常见的并发症，主要发生于存在吞咽困难的患者。为了预防脑卒中吞咽功能障碍患者发生肺部感染，需要做到安全饮食，同时坚持吞咽训练，促进吞咽功能康复。患者进行呼吸训练和有效排痰，能促进已发生的肺部感染痊愈。因此，脑卒中患者的吸入性肺炎并发症管理主要从以下几方面入手：

（一）生活护理

1. 注意保暖。给卧床患者更换尿布、翻身、拍背，治疗时尽量少暴露患者，病室温度保持在 20 ~ 24℃。

2. 加强口腔护理，保持口腔清洁。

3. 注意清洁空气。自然通风每天 2 ~ 3 次，每次 20 ~ 30 分钟。

4. 对于意识清楚的患者，尽量鼓励其自行翻身、床上多活动。

（二）给予患者吞咽功能评估及饮食指导和吞咽功能锻炼

详见上文内容。

（三）呼吸训练

脑卒中发生后，中枢神经系统损伤引起呼吸肌肌力减退或麻痹，通过呼吸训练可增强呼吸肌肌力和耐力，改善肺通气和换气，提高肺功能，从而实现肺功能康复，使患者重建正常的呼吸模式。临床常用的呼吸训练包括放松训练、腹式呼吸训练、缩唇呼吸训练、呼吸肌训练、局部呼吸训练等。

1. **放松训练**

（1）体位

1）仰卧位：仰卧位时抬高下肢。

2）坐位：身体前倾，两侧前臂置于大腿上。

3）立位：身体前倾，双上肢支撑于桌面上。

（2）方法

1）让患者先体验肌肉紧张和放松的感觉。

2）从容易观察到的肌肉开始练习，逐步让每一肌肉完成交替的紧张与放松训练。如耸肩的同时让患者上臂肌肉用力收缩，然后慢慢放松。

2. **腹式呼吸训练**

（1）要领：肩背放松，吸鼓呼瘪，吸时经鼻，呼时经口，深吸细呼。

（2）方法

1）让患者处于舒适放松体位，可取卧位、坐位或活动下（步行、上下楼梯）练习腹式呼吸。

2）一手置于前肋骨下方的腹直肌上体会腹部的运动，吸气时手上升，呼气时手下降。

3）指导患者用鼻缓慢深吸气的同时，尽力挺腹，使其鼓起。

4）然后让患者有控制地呼气，将空气缓慢地经口呼出体外。

5）每次 15～20 分钟，每日 2 次。患者熟练掌握后可同时配合缩唇呼吸。

3. **缩唇呼吸训练 / 吹笛式呼吸训练**

（1）要领：用鼻吸气，缩唇呼气。

（2）方法

1）让患者处于舒适放松体位。

2）呼气时需主动收缩腹肌（将双手置于患者腹肌上，以判断腹肌有无收缩）。

3）指导患者缓慢地用鼻深吸气后，再将嘴唇缩起呈吹笛状轻柔地呼出气体。尽量将气呼出以延长呼气时间，增加口腔压力，使气体传至末梢气道。

4）吸气和呼气时间比为 1 : 2，尽量深吸慢呼。

5）每分钟 7 ~ 8 次，每次 10 ~ 20 分钟，每天训练 2 次。

4. 呼吸肌训练 / 呼吸抗阻训练

（1）膈肌抗阻训练

1）指导患者取仰卧位或头稍抬高的体位。

2）方法基本与腹式呼吸训练相同，不同的是患者上腹部多放置 1 ~ 1.5kg 的沙袋。沙袋重量以不妨碍膈肌活动及上腹部鼓起为宜。

3）让患者深吸气时尽量保持上胸廓不动，避免代偿。

4）注意逐渐延长呼吸时间，增强训练强度。当患者在吸气时不动用呼吸辅助肌的情况下，能保持膈肌呼吸模式约 15 分钟时，可适当增加沙袋重量。

（2）吸气阻力训练

1）应用专门的吸气阻力训练器进行训练。通过改变训练器管子的直径来调节吸气阻力，管径愈小，阻力愈大。

2）每天进行吸气阻力训练数次。训练无不适，可逐渐延长每次训练时间，由 5 分钟逐渐增加到 20 分钟、30 分钟，以提高吸气肌耐力。当患者吸气肌力或耐力有所改善时，可将训练器的管子直径减小，增加训练难度。

（3）诱发呼吸训练 / 持续最大吸气技术

1）指导患者取舒适放松体位，可取仰卧位或半坐卧位。

2）让患者先做 4 次缓慢、轻松的呼吸，然后在第 4 次呼吸时做最大呼气。

3）将呼吸器放入患者口中，经由呼吸器做最大吸气并且持续吸气数秒钟。若有呼吸训练器，还可通过视觉和听觉的反馈刺激，进一步提高患者的深吸气量。

4）每天重复数次，每次练习 5～10 下。

5. 局部呼吸训练

（1）单侧或双侧肋骨扩张

1）让患者取坐位或屈膝仰卧位。

2）操作者双手置于下方肋骨侧缘。

3）当患者呼气感到胸廓向下向内运动时，置于肋骨上的手掌向下施加阻力。

4）在吸气前，快速地向下向内牵张胸廓，以诱发肋间外肌的收缩。

5）患者吸气时，可给予下肋区轻微阻力以增强患者吸气时胸廓扩张的感觉。

6）当患者再次呼气时，操作者用手轻柔地向下向内挤压胸腔来协助，教会患者独立使用这种方法。患者可将自己的双手置于肋骨上或利用皮带提供。

（2）其他：如后侧底部扩张、右侧中叶扩张，其技术操作方法与上述方法基本相同，不同的是操作者双手的放置位置不同。

（四）排痰技术

通过排痰技术可有效清除呼吸道分泌物，从而改善患者的肺通气和气体交换功能。若在呼吸训练或有氧训练前进行排痰，会提高训练效果。排痰技术包括体位引流、有效咳嗽、叩击与震动。

1. 体位引流　体位引流是通过改变体位的方法，使分泌物因重力作用排出体外，从而改善通气功能，促进肺膨胀，增加肺活量，预防肺部并发症的发生。主要适用于气道分泌物多且不易咳出的患者，如慢性支气管炎、支气管扩张症、肺脓肿、身体虚弱无力咳痰等患者。对于循环系统疾病（如肺水肿、充血性心力衰竭、高血压）、呼吸系统疾病（如严重的呼吸困难、咯血、脓胸、胸腔积液等）和其他疾病（如裂孔疝、腹部膨胀、疼痛明显者）等应禁用。具体实施方法如下：

（1）确定引流部位：可通过听诊、触诊或叩诊判断其病变部位。

（2）设计引流体位：根据肺叶的不同位置，设计不同的体位进行排痰。

（3）应用辅助技术：排痰过程中可结合有效咳嗽、叩击与震动等技术，以利于痰液松动，最终排出体外。

2. 有效咳嗽 有效咳嗽是清除气道内分泌物最常用的方法，是呼吸疾病治疗的组成部分。运用时可指导患者尽可能取坐位，双足着地，身体稍前倾，嘱患者做几次腹式呼吸，迅速收腹深吸气后用力快速发出"哈、哈、哈、哈"的呼气声音，借助于有力的呼气所产生的快速气流将分泌物排出体外。对于腹肌无力的患者（如脊髓损伤），可运用手法协助的方式帮助咳嗽，指导患者取仰卧位或坐位，在尽可能深吸气后，要咳嗽时给予自我或他人的手法协助，通过双手向内、向上压迫腹部，将膈肌向上推，可产生较大的腹内压，有助于产生强有力的咳嗽。

3. 叩击与震动

（1）叩击：指操作者手呈杯状、虚掌，于患者呼气时进行有节奏地快速叩击患者胸壁，以利于痰液松动，排出体外。应避免在吸气时叩击，叩击的时间一般持续 2～3 分钟。该技术常与体位引流相结合应用，以利于排痰更具有方向性，提高排痰效果。由于叩击力量直接作用于胸壁，因此患者若存在凝血障碍、肋骨骨折、脊柱不稳、骨质疏松等情况时禁用此法。

（2）震动：指操作者的手置于患者的胸壁（病灶相应的体表部位），于患者呼气时对胸廓进行快速、细小的震动和弹性压迫，3～6 次为一个周期，可重复 2～3 个周期，以利于痰液排出。由于震动比叩击冲击力量小，相对安全，其禁忌证同叩击法。

4. 注意事项

（1）呼吸训练、排痰技术应用前，均应做好解释和说明工作，以取得患者的配合。并注意观察患者病情，有咯血、头晕、目眩、呼吸困难加重等不适时，均不宜进行。

（2）呼吸训练时，指导患者不能用力呼气，以免气道内气流湍流，引起支气管痉挛并增加气道阻力。不要做过度地延长呼气，避免呼吸模式和规律被打乱，出现呼吸效率低下。

（3）体位引流宜在饭前进行，禁忌在餐后直接进行，可和气雾剂吸入结合使用。体位引流时间不宜过长，要根据患者的情况而定，痰多者每天 2～4 次，每次不超过 45 分钟，避免患者疲劳。可选择一天中对患者最有利的时机，如夜间睡前进行体位引流，由于夜间肺部分泌物较多，因此可在睡前做体位引流，使肺部分泌物排出较完全，有利于患者的睡眠。

（五）中医治疗措施

1. 穴位按摩　取面部（下关、颊车、承浆）、舌咽部（廉泉、金津、玉液）、颈部（风池、翳风）等穴进行按摩推拿，配合常规康复训练，可促进脑卒中后吞咽障碍恢复，减少肺部感染的发生。

2. 电针疗法　常用于卒中后吞咽困难的治疗，可有效降低脑卒中后吞咽困难和吸入性肺炎的发生率。

四、关节挛缩

部分脑卒中患者会出现关节挛缩。所谓关节挛缩是指关节周围软组织短缩所造成的关节活动范围受限。临床常表现为关节活动受限，其肢体呈屈曲位的紧缩状态，并且有进行性发展。由于关节挛缩不仅影响机体运动功能的恢复，还会导致日常生活能力下降，因此，在康复和护理中应积极做好治疗和预防措施。

管理指导内容如下：对于已经发生挛缩的患者，尽早开始运动疗法效果更好，临床常将主动运动和被动运动相结合，以被动运动为主。由于被动运动主要是利用软组织的可塑性原理，改善软组织的伸展，因此被动运动是矫正和治疗关节挛缩最基本的方法，具有预防和治疗作用。

（一）被动运动

1. 持续性被动运动（CPM）　是指利用机械或电动活动装置，使肢体进行早期、持续性的被动活动。与一般被动运动相比，CPM作用时间更长，运动较缓慢、稳定，更为安全舒适。使用前应先放松肌肉，设定仪器的关节活动幅度、速度及持续时间，使用时应注意由慢到快，角度逐渐增加。一般每次持续30分钟至2小时，每日可进行2~3次训练，连续2~4周。

2. 间歇性被动运动　是指治疗师利用手法进行治疗和预防挛缩，包括关节可动范围的被动活动、关节松动技术等。用于预防只需每日运动2次，每次5分钟，活动强度根据病情程度而定。若挛缩较轻，每次只需做10个反复运动（屈或伸，内收或外展），且每个运动均应在关节极限位置停留 8 ~ 10 秒；若挛缩较重时，每次被动运动需持续 20 ~ 30 分钟。

3. **关节牵引** 持续牵引也是治疗关节挛缩的常用方法，一般通过滑轮进行重力牵引。牵引过程中应注意牵引力的强度，牵引力过小治疗效果不好，牵引力过大则可能造成关节损伤。一般轻中度的挛缩，每次 20 ~ 30 分钟，每日 2 次。若较为严重者可适当延长牵引时间。

4. **注意事项**

（1）被动运动越早开始越好，应尽早鼓励患者进行自主被动运动、主动运动。

（2）被动运动前应向患者及家属做好解释，以取得配合。

（3）同一肢体数个关节需进行被动运动时，可依次从近端到远端进行，运动时近端关节需给予固定。

（4）注意保护关节，动作轻柔，有节奏，关节的各个运动方向均要进行训练，随着关节功能的改善逐渐加大活动力度。

（5）训练前可进行热敷、熏蒸等理疗，以增强运动效果，减轻疼痛。

（二）主动运动

1. **徒手训练** 当患者肌力有所增强时，可鼓励其进行主动运动，一般可根据患者关节活动受限的方向和程度，设计一些有针对性、多种形式的动作，如各种徒手关节体操、自我牵伸等。通过徒手训练，可以预防关节僵硬，改善关节活动范围。

2. **阻力训练**

（1）人工阻力训练：主要是由治疗师提供阻力，阻力强度、方向、次数应根据病情和经验而定。如神经肌肉促进技术中的主动抑制技术，应用时可采用以下三种方法：①收缩—放松技术，在关节活动终末端最大抗阻时收缩挛缩肌群，维持 10 秒钟后放松；②收缩—放松—拮抗肌收缩，在关节活动终末端最大抗阻时收缩挛缩肌群，维持 10 秒钟后放松，再进行挛缩肌群拮抗肌的最大收缩；③拮抗肌收缩，主要是使挛缩肌群的拮抗肌在最大抗阻力时收缩。

（2）机械阻力训练：通过机械抗阻，增强肌肉收缩力，提高肌肉耐力。包括带器械的训练和在器械上的训练，根据其运动性质又可分为等长训练、等张训练、等速训练、向心与离心性训练等。

（三）注意事项

1. 有心血管疾病的患者，训练时应避免屏气，不宜做等长训练和抗阻训练。肌肉关节有炎症或肿胀时不宜做阻力训练，以免加重病情。

2. 每次用力训练前可先牵伸被训练的肌肉，逐渐增加阻力，预防延迟性疼痛的出现。同时，每次剧烈运动后应充分休息，防止疲劳。

3. 注意控制阻力的强度、时间、频率，防止训练过少或过量，尤其对于骨质疏松症患者，其阻力强度应适当给予控制，以免出现病理性骨折。

五、下肢静脉血栓形成

下肢静脉血栓是常见的周围血管疾病，下肢静脉血栓导致的静脉瓣膜功能不全及并发的肺栓塞是脑卒中后数周内非常危险的状况。脑卒中患者由于肢体偏瘫、卧床不起导致患侧肢体血流缓慢，或者疾病因素使患者血液处于高凝状态是下肢静脉血栓的常见原因，因此需加强预防和管理。

（一）预警症状

如果出现以下任何一个症状，要及时联系医生或到医院就诊，并禁忌按摩和热敷。

1. 一侧肢体突然肿胀。

2. 下肢有压痛。

3. 足背急剧弯曲时，可引起小腿肌肉深部疼痛。

4. 下肢浅静脉曲张。

当患者一侧肢体突然发生肿胀，伴有胀痛、浅静脉扩张、肤温改变时，都应怀疑有下肢深静脉血栓形成。本病主要发生在瘫痪重、活动少、年老、心房颤动的患者。

（二）管理指导内容

1. 密切观察患肢肤温、肤色及肿胀程度，必要时测量双下肢周径。

2. 房颤患者，规范进行抗凝治疗和心电监测。患者适当多饮水和增加活动量，减轻血流瘀滞；睡觉时垫高下肢 15°～30°，减轻下肢肿胀，促进静脉回流。

3. 一旦怀疑下肢深静脉血栓形成，立即行 B 超确诊，并安排患者转到相应专科治疗。

4. 禁止患侧下肢补液，禁止按摩、热敷，以防栓子脱落造成肺栓塞。

5. 根据情况，在医生指导下选择应用弹力袜、弹力绷带，或使用下肢血液循环压力泵，减少静脉瘀血，增加回流。

6. 病情不允许下床者，应主动活动双足、脚趾及双下肢肌肉关节，每天 3 ~ 4 次反复做踝泵训练（即活动脚踝）。

7. 长期卧床患者，需要照护者协助做偏瘫肢体的被动运动，可有效加速肢体静脉血流。

8. 避免保持固定的坐卧姿势过久，如坐车 30 分钟以上，可间断主动活动脚踝。保持适量运动，散步、慢跑等有氧运动方式有助于增加肢体的血流速度，减轻下肢血液瘀滞，避免静脉血栓形成。

9. **中医治疗措施**

（1）中药熏蒸：制川乌、制草乌、川芎、怀牛膝、透骨草、乳香、没药各 30g，自然铜 50g，红花 20g，打粉，每 200g 加水 2 000ml，采用恒温熏蒸木桶，熏蒸双足及小腿 30 分钟，每日 1 次，15 天 1 个疗程。

（2）中药封包外敷：在冰硝散基础上辨证施护，血瘀明显者加红花、水蛭，湿气重者加苍术、黄柏，热毒盛者加连翘、青黛，疼痛重者加川芎、延胡索，按一定比例粉碎后混匀，装入缝有条格的布袋内，外敷患肢，每次 4 ~ 6 小时，每日 1 次，15 天 1 个疗程。

六、压力性损伤

压力性损伤是指由于局部皮肤长期受压，影响血液循环导致皮肤和皮下组织营养缺乏而出现损伤、溃疡甚至坏死。部分缺血性脑卒中患者由于一侧肢体或双侧肢体瘫痪，不能自行翻身，患侧皮肤长期受压而形成压力性损伤。

管理指导内容如下：

（一）避免身体组织长时间受压

压力性损伤形成的主要原因是长时间的压迫，因此间歇性解除压力是预防压力性损伤的关键步骤。对于卧床患者，正确的翻身措施、借助减压工具缓解局部皮肤受压是预防压力性损伤的有效手段。

1. **合理翻身** 每 2 小时定时翻身被认为是预防压力性损伤行之有效的方法。对于脑卒中患者压力性损伤的预防，可采取每 2～3 小时左侧卧位、右侧卧位交替翻身，尤其在睡眠中。若其间需要仰卧位，则保持仰卧位不得超过 2 小时。

2. **使用减压装置** 目前，气垫床作为预防压力性损伤的有效减压器具被广泛应用。但应注意，气垫床并不能减少足跟、骶尾部等处的压力，因此局部必须使用合理的护具，以减少骨隆突处持续受压的时间和严重程度。目前，局部减压方法有脚手圈、足跟垫、海绵垫枕、医用多功能翻身护理枕等。

（二）避免局部理化因素的刺激

建议使用温开水擦拭皮肤，保持皮肤清洁干燥，不可用力擦洗。使用隔离产品避免皮肤暴露在过度潮湿的环境中，考虑使用润肤剂使干燥皮肤保持湿润，以降低压力性损伤的风险。

此外，皮肤过度干燥时可适当使用润肤露，不主张使用爽身粉等吸水粉末物质，因其易堵塞毛孔而对皮肤造成损害。在更换被服时不能拖、拉、扯、拽、推，以免产生摩擦而损伤皮肤。

（三）营养支持

加强脑卒中患者的营养支持可减少卒中患者发生压力性损伤的风险。丰富的蛋白质摄入，可以预防压力性损伤发生，对全身营养差的患者，应给予高蛋白、高维生素、易消化食物。

此外，维生素 A、维生素 C 及矿物质对伤口的愈合也有重要作用。患者应多吃新鲜蔬菜、水果，多喝水以促进肠蠕动，避免大便干燥；多食植物油，如芝麻油、豆油、菜籽油等有利于缓解便秘。鼓励患者多进食，必要时少食多餐，有利于消化吸收。不能自理者应按时喂水喂食，加强饮食护理，以增强抵抗力和组织修复能力。对进食困难者可通过鼻饲以维持其全身营养状况。

（四）促进局部血液循环

压力性损伤好发于骨突部位，尤其是骶尾部、髋部、肩胛部、肘部、足外踝、足后跟等。这些部位的皮肤，可配合使用促进血液循环、润肤的保护剂，必要时也可使用减压贴膜等。对于一些已经压红甚至是压之不退色的皮肤，可涂茶籽油或液体敷料后，局部按摩皮肤，以预防压力性损伤的形成。

（五）保持清洁干燥

由于脑卒中患者常有感觉障碍、大小便失禁、多汗等症，故应保持患者全身皮肤的清洁、干燥，衣物、床单、被褥等应勤换洗。避免使用湿纸巾擦拭皮肤。

（六）中医治疗措施

中药涂擦：将配制好的外用药液涂于患者骨隆突皮肤处，对受压部位进行按揉，促进局部血液循环。主要用于预防压力性损伤的发生及治疗 1 期压力性损伤，从而减轻患者痛苦。外用药物的配制：红花、当归、赤芍、紫草等药物按一定比例浸泡于 75% 酒精中，浸泡时间约 7天，泡好后取药液给予患者涂擦。

第四节 饮食及运动管理

一、饮食管理

（一）减少钠盐摄入

钠盐可使血压升高，增加高血压的发病风险，每天钠盐摄入量应低于 6g，建议使用可定量的盐勺。减少味精、酱油等调味品的使用，减少咸菜、火腿、卤制、腌制食品的摄入。

（二）限制总热量

每日摄入胆固醇应 < 300mg（一个鸡蛋黄约含胆固醇 200mg）；动脉粥样硬化性心血管病患者或高危人群，脂肪摄入量不应超过总能量的 20%～30%；高甘油三酯血症患者应尽可能减少每日摄入的脂肪总量，每日烹调用油应 < 30g。脂肪摄入应优先选择富含不饱和脂肪酸的食物（如深海鱼、鱼油、植物油）。

世界卫生组织推荐，成人每天添加糖（白糖、红糖、蜂蜜等）的摄入量最好不超过 25g，一定要控制在 50g 以内。

1. 常见的高脂食物

坚果类食品：如核桃、榛子、开心果、芝麻、花生、松子、巴旦木、腰果、栗子、杏仁等。

动物性食品：如猪、羊、牛等畜禽的肥肉，虾、鱼等水产品，动物内脏等脂肪含量也比较高。

其他：常见的零食如油炸食品、糖果、蛋糕、巧克力、冰激凌，以及速食产品脂肪含量也比较高。

2. 常见的高糖食物

糖类：如冰糖、麦芽糖、白砂糖、红糖等。

碳酸饮料：如可乐、果汁、奶昔等。

零食：巧克力、冰激凌、月饼、冰糖葫芦等。

部分主食：如糖饼、南瓜粥等。

水果中荔枝、西瓜、榴莲、菠萝蜜含糖量高。

蔬菜中土豆和山药含糖量也较多。

3. 低能量食物

蔬菜：各种青菜、萝卜、黄瓜、西红柿等。

粗粮：玉米、燕麦、高粱面等。

肉类：鸡胸肉、牛肉等。

（三）营养均衡

日常饮食中，应做到高优质蛋白、低脂肪，多吃新鲜的蔬菜、水果，主食中应注意搭配部分粗粮，少食精制食品、甜品、奶油、巧克力等。此外，燕麦、玉米、海带、紫菜、胡萝卜、山楂、木耳、冬瓜等具有较好的降血脂作用，可适当增加进食。

推荐成年人采用低热量饮食，包括水果、蔬菜（多样化、每天多份），谷类（含胚芽和麸的谷类），鱼类和瘦肉；限制饱和脂肪酸、反式脂肪酸和胆固醇的摄入。

对于脑卒中患者来说，饮食应做到"三低一高一适量"。

一低：低脂肪食物

主食类：玉米、红薯、紫薯、土豆、荞麦、燕麦、紫米、糙米、小米等。

蔬果类：豆芽、胡萝卜、芹菜、黄瓜等。

水果类：杧果、柠檬、柚子、猕猴桃等。

肉类：各种鱼肉、鸡肉、鸭肉、牛肉、虾等。

二低：低胆固醇食物

水果、蔬菜、鱼类、牛奶等。

三低：低糖食物

谷类：极少加工的粗粮，如小麦、大麦等。

干豆类及制品：如绿豆、蚕豆、豌豆、扁豆、四季豆等。

乳类及乳制品：如全脂奶、脱脂奶等。

薯类：如马铃薯粉条、藕粉、魔芋和芋头等。

一高：高纤维食物

新鲜蔬菜：如芹菜、空心菜、韭菜等。

五谷杂粮：麦麸、大麦、玉米、荞麦面、薏米面、高粱米、黑米等。

即食食品：麦片、燕麦片等。

一适量：适量蛋白质

瘦肉、水产品、蛋、奶及大豆制品等。

（四）食量均衡

三餐之中吃法也有讲究，如"早吃好、午吃饱、晚吃少"，保持正常三餐，注意饮食顺序，早餐多吃点，午饭吃饱些，然后晚饭尽量早吃，睡前不吃东西。

建立良好的饮食习惯，定时定量进食，使用小容量的餐具，养成细嚼慢咽的习惯，每次进食前先喝汤或喝水以增加饱腹感，减少主食的摄入量。

二、运动管理

1. **运动金字塔** 老年人、脑卒中高危人群的运动强度、次数、时间建议遵循"运动金字塔"，它将我们日常运动的数量、种类及强度按金字塔的形状排列，为我们提供了更科学、具体的运动指南

第一层：生活形态的体能活动。次数：每天数次。时间：每天累计30分钟以上。强度：适中。这类活动主要包括走路、爬楼梯、骑车、园艺活动、家务、逛街、购物等。其中最好的是走路、骑车和园艺。如果平时没有机会做园艺，可多走路和骑车，最好每次能坚持30分钟以上。家务劳动中，擦窗、拖地、洗衣服都能起到不错的运动效果。

第二层：伸展运动。次数：每周 5 ~ 7 次。时间：6 ~ 10 个动作，

每个动作持续 30 秒。强度：伸展至有拉紧感。这类运动主要包括瑜伽、拉筋动作、柔软体操等。应多做肩、颈、背部的拉伸，比如站在墙边，双手沿墙不断向上伸的"爬墙运动"；双手在身后握拳拉伸背部；手举过头顶，腰部后弯，拉伸腹部，等等。

第三层：有氧运动和休闲运动。次数：每周 3～5 次。时间：每次20 分钟以上。强度：中等偏高。有氧运动包括慢跑、骑自行车、游泳、登山、有氧舞蹈、健身操等；休闲运动包括网球、篮球、高尔夫等球类运动。这类运动可以锻炼心肺功能，休闲运动还能陶冶情操。体重较重的人，可首选游泳，以减轻关节负重。

第四层：肌肉适能运动。次数：每周 2～3 次。时间：每 10 个动作为 1 组，做 1～3 组。强度：略超肌肉负荷。肌肉适能运动包括重量训练、仰卧起坐、俯卧撑、拉力带等。日常生活中，肌肉力量训练最容易被忽视。有氧运动对肌肉的影响很小，所以每周要抽出时间进行专门的力量训练。适合日常训练的有仰卧起坐、立卧撑（先做俯卧撑，然后收腿、站起来，再重复上述动作），还可以用哑铃进行一些上肢的负重练习。

第五层：静态活动。不要连续超过 60 分钟。这类活动包括看电视、玩电脑、工作等，虽然坐着也能消耗能量，但消耗得很少。最好坐1 小时就起来活动一下。

2. **运动注意事项** 老年人、脑卒中高危人群应在进行最大负荷运动检测后，制订个体化的运动处方进行锻炼。

存在慢性病的人，应继续遵医嘱治疗慢性病，不能因为锻炼而中断治疗。

原有疾病药物控制不佳或出现不稳定情况时，需暂停或降低运动强度。

处于急性或慢性脏器进行性衰竭、短暂性脑缺血发作等状态时，应避免或立即停止运动，及时就医。

已经发生过脑卒中的患者应注意调整生活方式，逐渐加强恢复锻炼，预防脑卒中复发。

房颤患者存在交感神经亢进，运动过程中常有心率增加不足，导致心排血量不够，从而引发呼吸困难或下肢疲劳等现象，患者进行抗阻运动训练时，建议去专业心脏康复机构按照危险程度分层，确定运动负荷上限，不得过量，训练必须循序渐进。

第五节　情志管理

卒中后抑郁是个体由于机体实质性损害和/或功能性损害没有能力适应现实环境而引起的精神和心理的变化，这种情况多发生在脑卒中后3个月内，发生率高达40%～50%。卒中后抑郁主要表现为脑卒中后自我评价低、悲观、意志力减退、主动性降低，甚至有自杀倾向或行为。

按病情轻重可分为轻度抑郁和重度抑郁。轻度抑郁表现为心情悲伤，对生活失去兴趣，终日郁郁寡欢，睡眠障碍，记忆力、计算力下降，反应迟钝，全身乏力，常常闭门不出，疏远亲友，回避社交；重度抑郁表现为紧张、焦虑、悲观、绝望、痛苦难耐，甚至攻击他人，有自杀倾向。卒中后抑郁如果不加以干预会影响患者的康复进程，部分患者甚至会出现自杀，因此也被称为"隐形杀手"，所以需积极进行心理疏导和药物治疗。

（一）说理开导

脑卒中可能导致语言和肢体功能障碍，使患者难以与他人沟通，从而感到孤独和无助。当缺血性脑卒中患者身心出现问题时，合理运用言语疏导，指出不良行为对健康的危害，并让其明白合理调节情志，及时医治，措施得当即可恢复健康，以此排除精神苦闷，化解不良情绪，增强康复信心。常用的开导法有解释、鼓励、安慰、保证，使用时需掌握语言的技巧和不同疏导方法，取得患者信任，方能起到事半功倍的效果。

（二）释疑解惑

根据患者存在的心理疑虑，通过一定方法，解除患者对事物的误解、疑惑，去掉思想包袱，恢复健康。护理人员应向患者详细解释疾病的成因、发展过程、治疗方案，以及康复过程中的注意事项，使患者对自身疾病有全面、正确的认识，从而更好地配合治疗和护理。照顾者应仔细观察患者的情绪变化，通过破疑释误，阐明真情，分析本质，解除患者的心理负担，使患者从迷惑中解脱出来。

（三）情绪宣泄

指导患者将积聚、压抑在心中的不良情绪，借助于别人的疏导与理性的自我发泄等适当的形式宣泄出去，以恢复正常的心理平衡。脑卒中患者如果过分抑制自己焦虑、彷徨的情绪，七情活动未达于外，则易造成心理创伤。采用适当的方式发泄，可以缓解其紧张情绪，维护体内环境的平衡，否则积累日久会致气滞血郁而患病。宣泄可依靠自我力量，如去空旷之处哭喊，外出运动或旅游等；也可借助他人帮助，如向亲朋好友倾诉，将心中的烦恼、苦闷等不良情绪宣泄出来，以解除心理压力。

（四）移情调志

通过一定的方法和措施改变脑卒中患者情绪状态，如改变其周围环境，转移其注意力，以排遣其负面情绪，使之从不良心态中解脱出来。移情的方法很多，包括：听歌曲、观看电视节目、适当的体育运动、种花、钓鱼等。

（五）正念暗示

正念暗示是利用言语、动作或其他方式向脑卒中患者释放出积极信息，使其不加主观意志地接受某种观点或信念，以解除心理上的压力，缓解不良情绪的一种方法。语言、文字、表情、手势、姿态等均可作为暗示的手段，其中言语暗示、情境暗示等最为常见。

（六）五音治疗

本法主要是基于中医五行理论，选择我国传统音乐，为缺血性脑卒中患者设计的一种特殊治疗方法。选好音乐后，协助患者取舒适体位，指导其闭上眼睛，全身放松，并为患者佩戴好耳机，指导其随着音乐冥想，播放音乐时，将音量控制在 20～30dB 为宜，告知其闭目休息 15～20 分钟，每日 2 次。上午宜在 9～10 点，下午宜在 4～5 点，持续治疗 10 天。

1. **角音（木音）** 角音对应五行中的木，其特点是向上、向外。角音可疏导肝气，畅达情志，有助于气机升降和调节精神状态。对于缺血性脑卒中后抑郁的患者，选择角音可以缓解抑郁情绪，改善情绪障碍。代表作有《大胡笳》《春江花月夜》。

2. **徵音（火音）** 徵音对应五行中的火，其特点是向上升腾。徵音可激发人体阳气的温煦功能，促进气血流通，有助于改善血液循环。对于缺血性脑卒中后运动功能障碍的患者，选择徵音可以促进肢体的运动功能恢复。代表作有《花好月圆》《金蛇狂舞》。

3. **宫音（土音）** 宫音对应五行中的土，其特点是改善运化功能。宫音可调理脾胃，促进消化吸收，改善营养状况。对于缺血性脑卒中后营养不良的患者，选择宫音可以改善消化功能，提高营养摄入量。代表作有《十面埋伏》《平湖秋月》。

4. **商音（金音）** 商音对应五行中的金，其特点是收敛、沉降。商音可宣发肺气，调畅气机，有助于气机的收敛和沉降。对于缺血性脑卒中后呼吸功能障碍的患者，选择商音可以改善呼吸功能，提高供氧。代表作有《高山流水》《阳春白雪》。

5. **羽音（水音）** 羽音对应五行中的水，其特点是向下、向内。羽音可滋阴养血、宁心安神，有助于调节人体的水液代谢和情志活动。对于缺血性脑卒中后语言功能障碍的患者，选择羽音可以改善语言功能，提高交流能力。代表作有《梅花三弄》《梁山伯与祝英台》。

（七）强化支持

在患者康复期间得到亲情的帮助和社会支持非常重要。有研究证实，良好的社会支持系统可缓冲应急事件对患者情况的影响，预防和减少抑郁的发生。

（八）药物治疗

遵医嘱服用氟西汀、舍曲林、帕罗西汀、西酞普兰、氟伏沙明等药物。中医方面，可予解郁宁神汤加减治疗：甘草、酸枣仁、茯神各15g，浮小麦40g，大枣20g，当归10g，远志6g，柴胡9g，木香5g。水煎服。

小贴士

服用抗抑郁药物应注意什么？
1. 确保患者安全服药，防止其积存药物后自杀。
2. 密切观察药物治疗效果，如出现不良反应，及时和医生沟通。

3. 服药患者起床或由坐位改为立位时宜缓慢，防止直立性低血压发生。

4. 症状缓解后，需坚持维持治疗 6～8 个月，再逐渐减量，不能骤然停药，并进行密切观察，如有病情波动，仍应调整药量。由于大剂量用药可能损害心脏，故大剂量服药者需定期进行心电图检查。

总之，缺血性脑卒中患者的情志管理是一个多方面的过程，我们需要综合考虑患者的心理需求、认知状况、家庭环境和社会支持等因素，采用多种方法帮助其调适心理状态，促进其早日康复。

第六节　服药管理

一、按时按量服药

遵医嘱或按药品说明书所规定的时间间隔服药，不要随意延长或者缩短服药时间；遵医嘱或按药品说明书所规定的剂量服药，剂量不足达不到预期疗效，剂量过大会引起毒性反应，甚至危及生命。

二、不可随意减药或停药

有研究表明，脑卒中在第一年的复发率为 25%～30%，第二年为 17%～20%，第三年为 20%～23%，第四年为 15%～18%，第五年为 5%～9%。脑卒中患者多半需要长期服用药物降低脑卒中复发的概率，比如阿司匹林、氯吡格雷等；控制血压、血糖，调节血脂和降低血液黏度等，也需要在医生的指导下规律服用药物。建议脑卒中患者定期复查，不可随意减药或停药。

三、明确服药时间

1. 饭前服用指的是饭前半小时至 1 小时服用。
2. 饭后服用指的是饭后半小时至 2 小时服用。

3. 饭中服用就是进餐过程中服用。

4. 空腹服用指的是饭前 1 小时或者是饭后 2 小时服用。

5. 睡前服用指的是睡前半小时服用。

6. 一天两次的服用方法，指的是早上、晚上，或者间隔 12 小时服用。

7. 一天三次的服用方法，应该是每隔 8 小时服用一次或遵医嘱。

四、不能忘记或重复服药

忘记或重复服药可见于多种原因，部分是因为药物种类多，脑卒中患者记忆力差；或者认为本病无关紧要，不重视服药；也有可能是脑卒中患者四处看病，患者拿到的药品名称有时和处方上的不一致，导致重复服药。因此，建议长期用药的老年患者必须有家属的协助监督，对经常服用的降压药、降糖药、强心药等分开包装，上面注明服用日期及早、中、晚具体时间，或借助服药盒醒目标注，按时服用。看诊就医时把服用的药物全带上。

五、服药后病情监测

服药期间，要注意观察是否有药物不良反应，一旦出现应及时就诊。由于有的患者牢记"是药三分毒"，血压高、血糖高也不愿意服用药物，其结果可想而知。风湿性心脏病引起偏瘫的患者常伴有房颤，这类患者要终身使用抗凝药，但此药用多了会引起出血，药量不足又会引起血栓。因此，要根据病情不断监测，及时调整用药量。建议患者每月在当地医院行肝肾功能、凝血功能、血脂、血生化、糖化血红蛋白、血清同型半胱氨酸等检查。

六、不能用保健品或自选特效药代替医嘱用药

部分脑卒中患者及家属求医心切，总想找到"特效药"，希望使用后在短期内获得康复，或有效防止复发。其实，脑卒中的发病因素非常复杂，如高血压、血脂异常、高血糖等都属于慢性疾病，这决定了脑卒中的治疗必然是一个漫长过程。建议患者不要轻易自行挑选，而应该先咨询专业人员，让医师根据病情和个体差异综合治疗，配合规律用药，如此才能发挥药物的最佳作用，防止错选药物的危害。

七、药品保管注意事项

1. 把药放到儿童不易接触的地方。
2. 过期变色变质的药品要扔掉，避免服用。
3. 药品与药瓶或药袋上的药名要相符，不可错放。
4. 内服药和外用药要做好标记，并且分开存放。
5. 需冷藏避光、防潮的药品一定要存放在符合保存条件的环境中。

八、中药煎药指导

1. **煎药用具** 以砂锅、瓦罐最好，搪瓷罐次之，忌用铜、铁、铝等金属器皿，以免与中药发生化学反应而影响疗效。

2. **煎煮火候** 有文火、武火之分。文火，即煎药时，小而缓的火候；武火，即煎药时，大而猛的火候。

3. **煎煮方法** 正确的煎煮方法是先将药物放入容器内，加冷水漫过药面，浸泡时间视药物而定，不同的药物浸泡的时间要求不同。一般煎煮 2 次，煎液去渣滤净，混合后分 2～3 次服用。煎药火候的控制根据药物性能而定。一般而言，解表药、清热药宜武火急煎；补益药需文火慢煎。有些药物因质地不同，煎法特殊，归纳起来主要有以下几种：

（1）先煎：介壳、矿石类药，如龟甲、鳖甲、代赭石、石决明、牡蛎、龙骨、磁石及生石膏等应打碎先煎，煮沸 20～30 分钟后，再下其他药物同煎，以使有效成分完全析出。乌头、附子等毒副作用较强的药物，宜先煎 45～60 分钟以降低毒性，保证用药安全。

（2）后下：薄荷、青蒿、香薷、木香、砂仁、沉香、豆蔻、草豆蔻等气味芳香，久煮有效成分易于挥发；钩藤、大黄及番泻叶等，久煎有效成分易被破坏，故此两类药物均宜后下。

（3）包煎：对于蛤粉、滑石、青黛、旋覆花、车前子、蒲黄及灶心土等黏性强、粉末及带有绒毛的药物，宜先用纱布包好，再与其他药物同煎，可避免药液混滋，或刺激咽喉引起咳嗽，或沉于锅底焦化。

（4）另煎：对于人参、羚羊角、鹿角等贵重药品，往往单独另煎 2～3 小时，以便能更好地煎出有效成分。

（5）溶化：又称烊化。如阿胶、龟甲胶、鹿角胶、鳖甲胶、鸡血藤胶及蜂蜜、饴糖等为避免入煎粘锅，往往用水或黄酒加热溶化兑服。

（6）泡服：又称焗服，如藏红花、番泻叶、胖大海等，其有效成分易溶于水或久煎容易破坏药效，可用少量开水或复方中其他药物的煎液趁热浸泡约 30 分钟，去渣即可服用。

（7）冲服：某些用量较轻的贵重药物为防止损失，研成散剂，如麝香、牛黄、鹿茸、猴枣、马宝等，用开水或复方中其他药物的煎液冲服；根据病情需要，为提高疗效，某些药物亦研成散剂冲服：如用于止血的三七、花蕊石、血余炭等，用于息风止痉的蜈蚣、全蝎、地龙、僵蚕，用于制酸止痛的海螵蛸、海蛤壳、延胡索等；某些药物高温易破坏或有效成分难溶于水也做散剂冲服，如雷丸、鹤草芽、朱砂等；液体药物如竹沥汁、姜汁、鲜地黄汁等冲服即可。

汤剂是中药临床应用最常见的剂型，正确的中药煎煮方法不但可以增加药物疗效，还能降低不良反应，节约药材，千万不可小视。

九、中药服药时间指导

1. **餐前服**　一般在饭前 30～60 分钟服药，用于治疗肝肾虚证和肠胃病，以及病在胸腹以下，如胃、肝、肾等脏疾患。

2. **餐后服**　一般在饭后 15～30 分钟服药，用于心肺胸膈，即胃脘以上的病症。

3. **餐间服**　常用于治疗脾胃病。

4. **睡前服**　一般在睡前 15～30 分钟服用，大多是镇静安眠的药物。

5. **隔夜服**　主要是指驱虫药。

6. **冲服**　贵重药物或芳香药物，久煎影响药力，需磨粉冲服。

7. **冷服**　一般解毒药、止吐药、清热药宜冷服。

8. **温服**　平和补益药均宜温服。

9. **热服**　一般解表药宜趁热服下。

十、中药汤剂服用期间的饮食禁忌

在服药期间，一般应忌食生冷油腻肥厚之品，这些食物不易消化，有碍药力运行，且肥腻之食，黏聚肠胃，易郁结生热。这对解表发汗、清热凉血、解毒消肿、止咳化痰、行气消食等药剂在治疗效果上产生很大影响。在服用安神清心、明目降压、平肝利湿、止血润肺等药剂时，应忌食酒姜葱蒜、可可、咖啡、辣椒、羊肉等辛温之品；服用祛风止寒、补阳涩精、止泻等药剂时，应忌食冷饮、梨、柿子、螃蟹、竹笋等寒性食物。

第七节　排泄管理

脑卒中患者因疾病等原因导致其不能正常进行排便、排尿活动，应运用与排泄有关的护理知识和技能，帮助并指导患者维持和恢复正常的排泄状态，满足其排泄需要。排泄功能一旦发生障碍，会导致患者出现各种不适，甚至引起全身疾病。

一、排尿功能障碍

（一）排尿障碍评估

观察患者排尿障碍特点，询问有无膀胱充盈感、排尿感等，了解饮水和排尿习惯。

（二）排尿异常处理策略

1. **早期**　早期处理以留置导尿为主。可以采用经尿道或经耻骨上留置导尿的方式，不必定期夹闭导尿管。这个阶段主要是预防膀胱过度储尿和感染。

2. **恢复期**　进入恢复期后应尽早拔除留置导尿管，采取膀胱功能再训练、间歇导尿等方法，以促进患者达到预期的康复目标。以下参照中国康复医学会 2011 年版《神经源性膀胱护理指南》，根据膀胱功能障碍的表现采取不同的处理策略，详见表 2-15。

表 2-15　膀胱功能障碍处理策略

问题			处理方法选择
储尿障碍	膀胱原因所致	膀胱再训练	定时排尿
尿失禁		集尿袋装置	外部集尿器（尿垫、阴茎套）
		导尿	间歇（清洁）导尿或留置导尿
		药物	抗胆碱能药物、肾上腺素能激动药、钙通道阻断药、肉毒毒素注射
		手术治疗	膀胱扩容术

续表

问题			处理方法选择
	出口障碍所致	膀胱再训练 集尿袋装置 导尿 药物 手术治疗	定时排尿、盆底肌训练、生物反馈 外部集尿器（尿垫、阴茎套） 留置导尿 α受体激动药、丙咪嗪 尿道周围胶原注射、尿道悬吊、人工括约肌
排尿困难（尿潴留）	膀胱原因所致	膀胱再训练 导尿 药物 手术治疗	定时排尿、反射性排尿训练、手法辅助排尿：Valsalva屏气法（瓦氏动作）和 Crede 手法排尿 胆碱能激动药（氨基甲酰甲基胆碱） 间歇（清洁）导尿或留置导尿 神经刺激疗法、括约肌切除
	出口障碍所致	膀胱再训练 导尿 药物 手术治疗	肛门牵张排尿 间歇（清洁）导尿或留置导尿 α受体阻滞药、骨骼肌松弛药等 括约肌切除、括约肌支架、膀胱出口手术、阴部神经切除、气囊扩张术
泌尿和排尿均障碍		导尿 手术治疗	解除逼尿肌痉挛后，可用间歇导尿的方式处理 耻骨上造瘘留置导尿管，回肠行膀胱替代成形术

（三）排尿的护理

1. **尿潴留**　指膀胱内充满尿液而不能正常排出，当膀胱内残余尿量（PVR）≥ 100ml 的时候，可判断为尿潴留。根据病史特点可分为急性尿潴留和慢性尿潴留。不同类型的尿潴留患者临床表现存在差异。研究显示，脑卒中后排尿功能障碍发生率为 51% ~ 83%。而尿潴留是排尿功能障碍最常见的类型之一。

如属非机械性梗阻，可采用以下护理措施：

（1）安慰患者，消除焦虑和紧张情绪。

（2）提供排尿的环境：关闭门窗，屏风遮挡，使视觉隐蔽，以保护患者自尊，适当调整治疗、护理时间，使患者安心排尿。

（3）调整体位和姿势，协助患者取适当体位：病情允许应尽量以习惯姿势排尿，如协助患者坐起或抬高上身。对需绝对卧床休息或某些手术的患者，事先应有计划地训练其床上排尿，以避免术后不适应排尿姿势的改变而造成尿潴留，增加患者痛苦。

（4）按摩、热敷下腹部以解除肌肉紧张，促进排尿。

（5）利用条件反射，诱导排尿，如听流水声或用温水冲洗会阴。

（6）健康教育：指导患者养成及时、定时排尿的习惯。

（7）中医护理措施

1）可按摩足三里、中极、三阴交、阴陵泉等穴，虚者可灸关元、气海等穴，并可采取下腹、膀胱区按摩法，或每晚睡前热水泡脚以达温通之目的。

2）酌情选用外敷法，如食盐半斤炒热，布包敷熨脐腹，待冷即可；或白矾30g，研末，醋调包脚心，以通为度。

3）艾灸治疗：采用艾叶、茯苓、干姜、白芍等中药制成的艾条对关元、命门、百会、足三里等穴位进行艾灸，灸至皮肤潮红，2~3天进行1次。

4）推拿：患者取仰卧位，以掌摩法、拿揉法对关元、曲骨、三阴交、水道、肾俞等穴位进行适当的推拿按摩，顺时针掌摩小腹5~8分钟，点按中极、气海、足五里，每个穴位1分钟，用轻柔有力的手法，拿揉双侧大腿内侧肌肉5分钟，疏通经络，行气活血。

2. **尿失禁** 膀胱内尿液不能受意识控制而随时流出称为尿失禁。脑卒中后患者大脑神经受损导致膀胱功能失去控制，尿道内、外括约肌松弛，从而尿液不受控制外溢，进而表现为不同程度的尿频、尿急和急迫性尿失禁等一系列临床综合症状，属于脑卒中后常见并发症。应根据病情不同，采取相应的护理措施。

（1）心理护理：与患者进行沟通交流，帮助患者树立信心；注意观察其情绪变化，及时疏导患者的负面情绪，适当予以支持和安慰；鼓励患者积极参与到自我健康护理中。

（2）保持患者会阴部清洁干燥，做好皮肤护理。应用接尿装置：女性患者可用女士尿壶紧贴外阴接取尿液；男性患者可用阴茎套连接集尿袋，接取尿液，但此法不宜长期使用。

（3）指导患者进行收缩和放松会阴部肌肉的锻炼，加强尿道括约肌的作用，恢复控制排尿功能。每2~3小时放一次便器以训练有意识地排尿。

（4）排尿时采取正确体位，指导患者自己用手轻按膀胱，并向尿道方向压迫，将尿液排空。对夜间尿频者，晚餐后可适当限制饮水量。

（5）药物治疗：抗胆碱能药物被广泛用于治疗尿失禁，以及治疗与卒中后膀胱过度活跃相关的急迫性尿失禁。膀胱的充盈与排空由神经系统控制，膀胱平滑肌收缩是由逼尿肌上 M 受体受刺激后对副交感神经释放神经递质乙酰胆碱做出反应所致，因此可通过药物模仿或阻断影响膀胱的天然神经递质作用，达到治疗尿失禁的目的。

（6）留置导尿管护理（详见本章第八节第二部分"尿管"）。

（7）间歇导尿管护理（详见本章第八节第四部分"间歇性导尿管"）。

（8）中医护理措施

1）艾灸：中医认为，脑卒中后尿失禁多由肾阳不足、肾气不固、膀胱失约所致，而艾灸具有温通气血、温补元阳、健脾固肾、激发精气之功，方法众多，包括直接灸、温和灸、隔物（盐或姜）灸等，其中使用最多的为温和灸及隔物灸。

2）穴位贴敷：可采用中药制成的药丸进行贴敷治疗。选穴：神阙、关元、膀胱俞、气海、命门、腰阳关，每次贴敷时间为 4~6 小时，每日 1 次。

3）中药热敷：取杜仲、芡实、黄芪、升麻等中药装于布袋，加热后进行热敷治疗。每次热敷时间为 15~30 分钟，每日 1~2 次。

（9）生活指导

1）保证充足的液体摄入：正常成年人每天液体需要量为 1 200~1 500ml，若患者出现发热、腹泻、呕吐等，则需要增加液体摄入量；对于卧床患者，应鼓励每天摄入 2 000~3 000ml 液体，以稀释尿液，防止出现泌尿系感染或结石。

2）维持正常排尿习惯：尽可能维持患者原有的排尿姿势、排尿时间、排尿环境等，以利于患者自我放松，减少因疾病卧床带来的焦虑和不安等影响排尿的因素。

（四）膀胱功能康复

膀胱功能再训练是根据学习理论和条件反射原理，通过患者的主观意识活动或功能锻炼来改善膀胱的储尿和排尿功能，从而达到下尿路功能的部分恢复，减少下尿路功能障碍对机体的损害。主要包括行为技巧、排尿意识训练、代偿性排尿训练、肛门牵张训练及盆底肌训练。

1. **行为技巧**

（1）习惯训练：习惯训练是根据排尿规律安排患者如厕时间的方法，这种训练方法可以提醒患者定时排尿。

（2）延时训练：对于因膀胱肌过度活跃而产生的尿急症状和反射性尿失禁的患者，可用此法。部分患者在逼尿肌不稳定收缩启动前可感觉尿急，此时收缩括约肌阻断尿流出现，最终中断逼尿肌的收缩。治疗目标为形成 3～4 小时的排尿间歇，无尿失禁发生。

2. **排尿意识训练（意念排尿）** 适用于留置尿管的患者。每次开放尿管前 5 分钟，患者卧于床上，指导患者全身放松，想象自己在一个安静、宽敞的卫生间里，听着潺潺的流水声，准备排尿，并试图自己排尿。由患者自己训练，家属配合协助放出尿液，护士每天督促、询问其训练情况。

3. **代偿性排尿训练** 适用于逼尿肌及括约肌均活动不足的患者。对于括约肌反射亢进，逼尿肌-括约肌协同失调，膀胱出口梗阻，膀胱-输尿管反流，颅内高压，尿道异常，因心律失常或心功能不全不宜行屏气动作的患者禁忌。临床常用的方法有 Valsalva 屏气法和 Crede 按压法。

（1）Valsalva 屏气法：患者取坐位，身体前倾，放松腹部，屏住呼吸 10～12 秒，增加腹压，向下用力做排便动作帮助排出尿液。

（2）Crede 按压法：用拳头于脐下 3cm 处按压，并向耻骨方向滚动，动作缓慢柔和，同时患者增加腹压帮助排尿。

4. **肛门牵张训练** 指肛门牵张导致尿道括约肌活动的断续现象，类似于正常自主排尿方式，适用于盆底肌痉挛的患者。方法：先缓慢牵张肛门括约肌使肛门放松，再用 Valsalva 屏气法排空膀胱。

5. **盆底肌训练** 患者有意识地反复收缩盆底肌群，增强支持尿道、膀胱、子宫、直肠的盆底肌肉力量，以增强控尿能力。适用于盆底肌尚有功能的尿失禁患者。慎用于心律失常或心功能不全、膀胱出血（血尿）、尿路感染急性期和肌张力过高的患者。训练方法：患者在不收缩下肢、腹部及臀部肌肉的情况下自主收缩盆底肌肉（会阴及肛门括约肌）。每次收缩动作维持 5～10 秒，重复 10～20 遍，每日训练 3 次。

二、排便功能障碍

排便功能障碍，临床上主要是以神经源性直肠功能障碍多见。神经源性直肠是指控制直肠功能的中枢神经系统或周围神经受到损害，引起的一种直肠功能障碍，患者多数表现为便秘、腹胀、排便时间延长、缺乏排便意识、腹泻和大便失禁等。

（一）排便功能评估
观察排便障碍特点，询问直肠排便感觉及排便习惯。

（二）临床分类
排便功能障碍的常见类型为便秘、腹泻和大便失禁。

1. 便秘
（1）慢传输型便秘：是由于肠道传输功能障碍、肠内容物通过缓慢而导致的便秘。临床上以结肠传输功能障碍最为多见，全肠道传输减慢较罕见。这类便秘多见于育龄期妇女，往往病因不明，症状顽固。

（2）出口梗阻型便秘：是由于盆底组织器官、肛管括约肌、直肠的形态功能异常导致的排便功能障碍，突出表现为粪便不能顺畅地从肛管排出，结肠传输功能正常。

（3）混合性便秘：同时具有结肠传输功能减慢和出口梗阻型便秘的特征。两种类型的便秘可互为因果，慢传输型便秘因粪便干结、排出困难而长期用力排便，可造成盆底疝、直肠脱垂、直肠前突等。出口梗阻型便秘者则因重复排便、排便不尽、排便用力而长期服用各类泻剂，特别是长期滥用刺激性泻剂可损伤肠神经系统，导致"泻剂结肠"，对泻剂产生依赖，最终导致慢传输型便秘。

2. 腹泻
临床上按病程长短，将腹泻分为急性和慢性两类。急性腹泻发病急剧，病程在2~3周，大多由感染引起。慢性腹泻指病程在2个月以上或间歇期在2~4周内的复发性腹泻，发病原因更为复杂，可为感染性或非感染性因素所致。

3. 大便失禁
（1）完全失禁时，粪便可随时自行流出；咳嗽、走路、下蹲及睡眠时，常有粪便、黏液从肛门外流。

（2）不完全失禁时，虽能控制干便，但对稀便不能控制，集中精力控制肛门时，方可使粪便不流出。

（三）排便的护理

1. **便秘** 便秘是指排便次数减少，同时排便困难、粪便干结。正常人每日排便 1～2 次或 1～2 日排便 1 次，便秘患者每周排便 < 3 次，并且排便费力，粪质硬结、量少。脑卒中的发生，不仅损害脑的排便中枢，还可扰乱控制排便反射的交感及副交感神经所支配的功能，导致交感神经过度兴奋或兴奋性降低，肠蠕动功能减弱，尤其是升结肠蠕动功能减弱。在患者卧位时，升结肠和横结肠的粪便难以向降结肠运动，粪便在肠道内长时间停留，水分吸收过多，导致便秘。应根据不同病情，采取相应的护理措施。

（1）病情观察：①观察每日排便的时间、次数、性质，以及腹胀、腹痛的情况；②注意患者是否因排便用力过度而出现虚脱等并发症，如老年患者排便困难，可诱发心绞痛。

（2）生活起居：①培养定时排便的习惯，嘱患者每日晨间、早餐后按时排便，纠正忍便的不良习惯；②指导并协助患者床上翻身、起坐等活动，从事适量运动，进行增强腹肌和骨盆肌肉的特殊运动，避免久坐少动，指导并协助患者顺时针方向按摩腹部以促进肠蠕动，每日 2～3次，每次 10～15 分钟；③保持肛周皮肤清洁，有肛门疾患者，便后可用 1∶2 000 高锰酸钾溶液或五倍子、苦参、花椒煎水坐浴，肛裂者可于坐浴后用黄连膏、痔疮膏外涂。厕所需有安全设施，如坐厕、扶手、防滑地板等。

（3）适当补水：患者在无病情禁忌的情况下，每日需饮水 2 000ml左右，每天早晨空腹饮 300～500ml 温开水或蜂蜜水（糖尿病患者除外），以补充水分，润滑肠道，从而刺激肠蠕动，产生便意。短时间内大量喝水，有利于软化粪便，加快粪便的排出。

（4）合理膳食：指导患者选择易消化、富含膳食纤维的食物，如各种蔬菜、水果、粗粮、豆类及菌藻类食物等；适当进食有润肠作用及粗纤维的食物，如蜂蜜、香蕉、绿叶菜等。忌食烈酒、浓茶、咖啡、辣椒、大蒜等刺激性食物，减少肉类和乳制品的摄入。

推荐方：红薯蜜糖饮。

原料：红薯 200g，红枣 30g，蜂蜜 5g。

做法：红薯用清水洗净，去皮、切成小块；红枣洗净，备用；红薯块和红枣一起放入锅中，加适量水用大火煎煮至 200ml 时，加入蜂蜜和匀，小火再煮 10 分钟，稍凉后食用即可。

（5）按时按量吃饭：便秘患者往往害怕便秘而不敢多吃，而这并不利于缓解便秘，反而使肠道压力变小，不易排便。便秘患者应按时按量吃饭，可以促进肠道蠕动，有利于排便。

（6）运动指导：运动也可以帮助改善便秘，鼓励患者多做运动，全身运动和局部运动都可以，如健身操、气功等，可增加全身代谢，促进肠蠕动。对于卧床患者，要增加腹部按摩的次数来改善便秘。

（7）排便习惯：家属督促患者养成良好的排便习惯，每天定时排便，不在排便时玩手机、看报纸。如果该时间与患者以前的排便习惯相一致，训练会更有效。

（8）预警处理：禁忌用力排便。如超过 3 天未排便，便秘症状持续存在，必要时服用辅助通便的药物或缓泻剂。但注意不要长时间使用通便药，因为该药物会对肠黏膜产生刺激，造成肠道功能紊乱，停药之后，便秘会更严重。

（9）心理护理：患者常伴有不同程度的焦虑、抑郁，需要患者调整心态和适应角色转换，家属对患者要在生活、情感上给予支持。感觉自己要排便时，就及时去排。

（10）中医辨证护理措施：穴位按摩、穴位敷贴、耳穴贴压等可帮助排便；或隔姜灸神阙穴，每日 1 次；或清洁脐部后予行气通便贴外敷脐部，每 24 ~ 48 小时更换。

2. **腹泻**　是指排便次数明显超过平日习惯的频率，粪质稀薄，水分增加，每日排便量 > 200g，或含未消化食物或脓血、黏液。腹泻常伴有排便急迫感、肛门不适、失禁等症状。腹泻的护理措施如下：

（1）病情观察：观察腹泻发作的原因，排便情况，大便的次数、性状、颜色、气味等。若出现眼窝凹陷，或呼吸深长，烦躁不安，恶心呕吐，汗出肢冷等，立即到医院予以处理。

（2）用药护理：根据具体情况选用相应止泻剂。注意服药方法，一般汤药宜温服、服后安卧，观察服药前后大便的量、色、质、气味的变化。腹泻便次和便量较多时，慎防津伤阴脱之变，必要时应静脉输液。

（3）生活起居：轻症患者应适当活动，加强锻炼。腹泻频繁、肛门灼痛或破损、脱肛者，便后用软纸擦肛门，并用温开水清洗肛周，或用马齿苋 60g 煎汤坐浴，或用 1∶15 000 高锰酸钾溶液坐浴；坐浴后涂无菌凡士林，或黄连油膏，或氧化锌软膏。若有肛门下坠或脱肛者，用软纸或纱布轻轻上托，并使患者卧床休息。

（4）饮食护理：饮食宜清淡、细软、少油、少渣，易消化富有营养的流质或半流质，如稀粥、面条、藕粉等，忌生冷、辛辣、肥甘、甜腻之品。腹泻严重者暂禁食，津伤液脱者应予增液补津，可频饮淡糖盐水，或饮乌梅汤、山楂汤，必要时前往医院遵医嘱予静脉补充液体。

（5）情志护理：树立战胜疾病的信心，避免抑郁、恼怒或忧虑，保持心情舒畅，怡情放怀，使脾胃功能逐渐恢复。

（6）中医辨证护理措施

1）寒湿、虚寒腹泻者，腹部热敷或行葱、盐熨，亦可艾灸中脘、足三里、关元、神阙等穴，或神阙穴隔盐灸。

2）腹痛肠鸣者，可行腹部热敷、热熨，或艾灸，也可做腹部自我按摩。餐后 30 分钟进行腹部按摩，手指并拢平放在肚子上微微施压，以顺时针方向按摩约 10 分钟。

3. **大便失禁**　发生失禁可能是药物、开始营养管进食或者感染造成的，也可能是排泄物梗阻周围的渗漏造成的。应针对病因进行治疗。

（1）注意手部卫生：勤洗手，尤其是春秋季节；饭前、便后、接触动物或其他不洁物品后都应洗手。

（2）提高免疫力：避免着凉受累，预防感冒；加强身体锻炼，合理营养，提高机体免疫力。

（3）避免交叉感染：尽量少与腹泻患者接触，尤其不要共用餐具；夏季应注意防蝇灭蟑。

（4）用药护理：及时就医，明确病因，遵医嘱服用止泻药；原因不明且不排除其他严重疾病者不可随意服用止泻药；一旦大便失禁得以控制，要及时停止用药。

（5）饮食管理：大便失禁患者避免进食油腻、坚硬、烟熏的食品，适宜进食流质或半流质、少渣食物，可选用小米粥、面条、果汁、碎瘦肉（禽类与鱼类）、蛋类。严重失禁者可暂时禁食，遵医嘱补充口服补液盐或药物。禁忌食物：多渣食物，如菠菜、韭菜、芹菜；产气类食物，如豆类、萝卜、南瓜、牛奶和乳制品，以防肠胀气；刺激性及高脂肪食物等。

（6）肛周护理：大便失禁者便后应用柔软的毛巾或棉布清洗擦拭肛门，保持清洁干燥；也可以用温水坐浴，浴后在肛门周围涂凡士林或抗生素软膏，或者对肛周进行湿热敷，即用湿热毛巾或小纱布直接盖在肛门数分钟，可以改善局部血液循环，减轻疼痛。或使用造口袋保护肛周。

（7）康复训练：大便失禁患者可进行肛门括约肌和盆底肌肌力训练，增加括约肌的神经 - 肌肉控制能力。

小贴士

如何正确使用便盆

使用前应将便盆冲洗干净，冬天用前应用开水烫一下；协助患者脱裤过膝盖，并使其屈膝，一手托起患者的腰及骶尾部，另一手取出便盆，切勿使劲拖出或硬性塞入臀部，以免擦伤皮肤。大便时观察大小便的量、颜色和性状，若有异常应及时和医生沟通。鼓励患者自我护理，可在床旁放置患者伸手可以拿到的专用便器（小巧、便利）。完成自我护理会使患者产生自信，提高患者的生活质量和心理状态。

第八节　管道管理

在脑卒中的治疗过程中，导管护理起着至关重要的作用。对于缺血性脑卒中患者来说，最常见留置的管道为胃管、尿管。留置胃管，对于脑卒中后存在吞咽障碍无法经口进食的患者，需要经胃管打入营养液进行流质饮食，以保证患者的营养需求；留置尿管可以用于协助诊断和治疗，对于脑卒中后排尿困难的患者，尿管可以帮助他们顺利排尿，避免尿潴留引起的痛苦。因此，留置胃管和尿管，保持管道通畅，防止感染，有助于患者病情的康复。

目前，间歇性经口胃管是一种新的进食替代方法；间歇性导尿可改善患者长期应用留置尿管带来的不便及降低尿路感染的发生率，这两种方法有利于整体康复及提高患者的生活质量，将在下文中进行介绍。

一、胃管

（一）胃管材质及留置时间

不同材质的胃管留置时间不同，普通橡胶胃管 7 天左右，硅胶管 21~30 天，聚氨酯胃管 90~180 天，留置胃管时间的长短需遵照说明书及患者的病情、适应能力等。

（二）胃管鼻饲营养液方法

留置胃管者，经胃管注入饮食均为流质营养液饮食，鼻饲方法多为分次注入法，注入时需注意以下几点：

1. 每次注食前需检查胃管插入深度，检查胃管是否在胃内。判定方法：

一抽：用注射器抽取胃内容物，可抽出胃内容物。

二看：将胃管注入端放置盛有水的杯子里，无气泡溢出。

三听：注射器抽取少量气体，从胃管注入，同时听诊器放于胃部，听到气过水声。

2. 鼻饲前，操作者要洗手，在病情允许的情况下，抬高床头 30°~45°，进餐后 30~60 分钟再放下床头，以防食物反流。

3. 注入原则一般是由"少、慢"开始，逐渐增加，待患者耐受后，再稳定配餐标准、用量和速度。

4. 鼻饲营养液的温度维持在 38~40℃，每次鼻饲量为 150~300ml。每日 4~6 次，根据胃内消化情况，少量多餐鼻饲。已配制好的营养液一次若未用完，应放置在 4℃以下的冰箱内冷藏，防止细菌污染，并保证 24 小时内用完。

5. 注食速度宜缓慢、匀速，过程中严密观察患者反应，如遇剧烈咳嗽、呕吐，出现呼吸加快、憋喘、口唇发绀时应立即停止注食，头偏向一侧并及时就诊。

6. 注入药物时应先将药物碾碎，溶解后注入，鼻饲前后均应用 20~30ml 温开水冲洗胃管，防止导管堵塞。

7. 果汁与牛奶不可混合饮食，以免蛋白凝固，引起消化不良。

8. 胃管应定时更换，具体更换时间据胃管本身材料而定。

（三）鼻饲营养液注意事项

1. 鼻饲前要回抽胃液，确保胃管在胃内。观察胃液的颜色、性质，胃液颜色一般为墨绿色（混有胆汁），如出现颜色或性质的改变，给予相应处理。

2. 每次鼻饲食物前后均用 20ml 温开水冲洗胃管。

3. 鼻饲速度不宜过快，300ml 鼻饲液一般在 30 分钟内注入为佳。

4. 保持口腔清洁，协助患者刷牙或做口腔护理，每日 1~2 次。

5. 鼻饲营养液注入药物前，药物要充分研碎，并与少量鼻饲液混合后注入，这样可避免因药物沉淀而堵管，不同的药物应分开注入，以免发生配伍禁忌。

（四）鼻饲营养液的配制

1. 鼻饲营养液可以家庭自制，也可在医生指导下选用专业调配的营养液，或购买商品营养素制剂。

2. 自制营养液可调配果汁、米糊，也可将牛奶、鱼（去刺）、肉、水果、蔬菜等食品充分搅碎成糊状，方便注入胃内。

3. 由于营养液营养较为丰富，容易变质，尽量现用现配。

4. 若鼻饲营养液在冰箱内存放时间 < 24 小时，可于鼻饲注入前充分煮沸 5 分钟。鼻饲温度为 38~40℃，以手腕处试温热为宜，温度切不可过高，防止烫伤胃黏膜。

（五）胃管的固定

1. 可用棉绳固定于双侧耳后，或用医用透气胶布贴于鼻尖部，胶布需定期更换，至少每三天更换一次，卷边脱落时要立即更换。

2. 避免脱出，胃管插入的深度，成人一般为 45~55cm。意识不清或躁动不配合的患者，须预防胃管被拔出，必要时可对双手进行保护性约束。

（六）胃管的拔除评估

1. 进行早期吞咽功能康复训练的患者，可在医师的指导下试行经口进食，尽早拔除胃管。

2. 当患者吞咽功能恢复明显时，使用洼田饮水试验评估法，当评估吞咽功能为 1 级和 2 级时，可以考虑拔除胃管。患者进行半流质饮食逐渐过渡到普食。

二、导尿管

导尿管是一种由尿道插入膀胱以便引流尿液的管道。

（一）尿管的材质及留置时间

1. 导尿管更换的时间要根据尿管的材质进行区分，一般导尿管放置不宜超过 1 个月。对于乳胶材质的尿管，更换时间不宜超过 7 天。硅胶尿管可以适当延长，2 周或 1 个月更换一次。硅胶尿管与机体相容性好，刺激性小。

2. 长期留置导尿管的患者容易并发尿路感染、产生尿路结石。一旦发生尿管堵塞、尿液引流不畅的情况，需要及时更换导尿管。

（二）导尿管日常护理方法

1. 保持尿道口清洁。每日用温开水或碘伏从尿道口向外擦洗会阴部 1～2 次，以维持尿道口清洁和干燥。在有分泌物的情况下或大便时，及时清洁肛周，防止污染尿道口。出现污染时，及时用温开水或碘伏擦洗干净。女性尿道比男性尿道短，更应注意清洁护理。操作时注意手部卫生，同时注意保持床单清洁、干燥，嘱患者勤换内衣裤。

2. 尿袋高度要低于膀胱位置，同时高于地面 5cm 以上，以防尿液逆流。当患者离床活动或搬运患者时，可先将尿管夹闭，再用别针等妥善固定于衣服上，避免尿液回流或尿管脱落。应避免尿管的折、压、拽。防止因反折造成尿管堵塞，影响尿液排出，造成患者不必要的痛苦。

3. 接头不可松脱，应保持密闭，以防止受污染，且尿袋出口处应在放出尿液后立即关闭，以维持密闭的引流系统。

4. 尿管不可扭曲或受压，以防阻塞，且不可拉扯，避免过度活动，以防导尿管牵拉出血。

5. 尿管正确固定的方法：用胶布将尿管尾端固定于患者大腿内侧，减少牵拉，防止脱落。

6. 尿袋尿液应及时放掉，2/3 满时应及时倾倒。倒尿时勿使尿袋出口处受到污染。每周定时更换一次尿袋。

7. 鼓励患者多喝水，增加排尿量。每天尿量在 2 500ml 左右，可达到有效冲洗膀胱的效果，用于预防尿路感染及尿路阻塞。

8. 膀胱功能锻炼。每日夹管，膀胱有充盈感或夹闭尿管 2～4 小时后，开放 1 次尿管，将尿液引出。可根据患者具体情况适当延长或缩短夹闭时间。

9. 若尿管不慎脱落或出现异常情况，应及时到医院就诊。

（三）留置尿管的注意事项

注意观察尿液颜色、性状。正常尿色为淡黄色，颜色会随着患者的饮水量有所改变。如果尿液变成深黄色，说明身体已开始缺水，需及时补水；如果尿液颜色变成红色或淡红色，说明尿液里可能含有红细胞，应到医院检查。

（四）尿管的拔除

导尿管是靠气囊固定，禁止自行拔管及非计划性拔管，以免出现血尿及尿道损伤。拔除尿管须到医院由医护人员评估完成。拔除尿管后需观察患者能否自行排尿方能离开医院。如果不能自行排尿，经医护人员评估后，需重新置入尿管。

三、间歇性经口胃管

（一）概念

间歇性经口胃管是一种新的进食替代方法，和传统留置胃管相比，它们的主要区别在于需要进食的时候，将胃管经口腔插到胃内，进食结束后即将胃管拔出，呈间歇性，从患者口腔插管进食，消除及避免了留置鼻饲管对患者的不利影响，并且在反复口腔插管的过程中，刺激及诱发了吞咽动作的启动。同时，配合吞咽功能训练，可使吞咽功能明显提高，有利于整体康复。

（二）优点

1. 即插即用，有效避免了皮肤黏膜溃疡、呃逆、反流、误吸性肺炎等并发症的发生，还可促进吞咽功能的恢复。

2. 降低营养不良的发生率，避免误吸。

3. 进食后立即拔管，避免留置胃管带来的不适感，增强患者康复信心，提高依从性。

4. 简单易学，家属可迅速掌握使用方法。

5. 消除焦虑、抑郁，使患者重拾进食的乐趣。

（三）意义

间歇性经口胃管能够提高脑卒中吞咽障碍患者的吞咽功能。正常人吞咽运动分为三期，分别是口腔期、咽期及食管期，而脑卒中患者的吞咽障碍主要发生在口腔期及咽期。脑卒中鼻饲患者由于鼻咽腔、食管内留有胃管，一方面由于经鼻留置胃管在患者的鼻咽腔，软腭上抬受影响，使鼻咽腔处于开放状态，影响口腔期吞咽功能的恢复，且长期留置胃管导致患者的咽反射迟钝，从而引起吞咽器官的功能发生失用性减退；另一方面，由于胃管的留置导致食管下段括约肌相对关闭不全，使患者吞咽反射减弱，影响其吞咽功能的改善。

应用间歇性经口胃管的患者在每次胃管置管时必须有自己多次吞咽胃管的动作，通过胃管在口腔内刺激无力的舌肌和咽肌，使肌肉收缩增强，从而使胃管向口腔后部移动、喉上举，所以经口腔吞咽胃管本身也是训练口咽的肌力。它既是吞咽障碍患者一种进食代偿手段，也是一种治疗吞咽障碍的方法。

对于吞咽障碍患者，采用间歇性经口胃管方法，除了进食时插胃管，其他时间不留置胃管，不但不影响患者的美观，也能保持患者鼻腔、口腔、咽部的卫生和舒适感，体现以患者为中心的治疗理念，使患者从心理上大大地减轻自我病重的感觉，从而增强患者主动康复的能力和恢复疾病的自信心。

（四）适应证及禁忌证

1. **适应证**　间歇性经口胃管置管治疗技术适用于各种原因所致的食管、胃功能正常的经口摄食障碍患者，包括短期或长期需要管饲营养者。

适用人群：神志清醒、无烦躁情绪、生命体征平稳、无严重认知障碍、无口腔及咽喉部占位性病变、咽反射阳性。

2. **禁忌证**　①各种原因所致的食管运动功能障碍（反流性食管炎、贲门失弛缓症患者），食管裂孔疝，明确食管憩室病史的患者。②不宜进行肠内营养的患者。

（五）操作步骤

1. **插管前准备**　①明确胃管长度及位置，一般为 35～40cm；②体位，协助患者取 30°卧位或坐位，患者张口，头稍低，向前倾。

2. **置管过程** 选取 8 ~ 12Fr 胃管，润滑前端，将胃管缓慢插入口腔，至喉道时嘱患者进行主动吞咽，并顺势将胃管从口腔插入至胃内（插入长度约 40cm）。胃管尾端置于口角边缘，轻轻咬合，或用手固定，以免导管移位。

3. **判断经口胃管在胃内方法**

一抽：用注射器抽取胃内容物，可抽出胃内容物。

二看：将胃管注入端放置盛有水的杯子里，无气泡溢出。

三听：注射器抽取少量气体，从胃管注入，同时听诊器放于胃部，听到气过水声。

观察：若患者呛咳、剧烈咳嗽、出现窒息的迹象或严重呕吐反射则为置管失败，需重新置入。确定胃管在胃内后，用胶布固定胃管在患者口角旁。

4. **饮食准备** 根据患者自身疾病及营养评估结果，制订个性化的饮食计划，包括食材选择、每餐进食量、进食频率等。吞咽障碍患者宜选择低盐低脂、清淡易消化、粗纤维、营养丰富的流质，每日 4 ~ 6次，每次进食量为 150 ~ 300ml，或视患者消化情况适当调整次数和进食量。注入水速度控制在 50ml/min 为宜。用灌注器注入糊状食物，注完后再注入少量温开水冲净经口胃管。

5. **鼻饲结束拔管** 鼻饲结束后反折胃管尾端，嘱患者深呼吸，在呼气结束后迅速拔出胃管，检查前端是否完整，并保持坐位 30 分钟左右，防止食物反流。清洁面部、用具。

6. **观察并记录** 记录患者每次摄入量、出量、食物种类、置管时间、管饲时长、患者主观感受、营养状态，监测体重。如果发现患者摄入量和出量不平衡，及时与医生联系，调整进食计划。

7. **常见并发症及处理措施** 详见表 2-16。

表 2-16 间歇性经口胃管常见并发症及处理措施

并发症	主要护理措施
误插	取 30°卧位或坐位 头稍低,向前倾 置管时主动吞咽,顺势插入

并发症	主要护理措施
误吸	置管成功后牙齿轻咬导管,或用手加以固定,避免因吞咽移位 鼻饲前检查管道的位置 注食速度不宜过快 注水前后用温开水冲管
黏膜损伤及出血	插管及拔管动作轻柔 胃管不宜用开水冲洗、浸泡 定期更换胃管

（六）置管注意事项

1. 喂食过程中，若发现食物由口角溢出，立即停止喂食。

2. 发热、肺部感染时可适当减少喂食量或少量多餐，初次喂食量应由少至多，循序渐进，因人而异。

3. 喂食后，保持半卧位姿势 30 ~ 60 分钟，以免食物反流。有胃食管反流患者，晚餐尽量在 16:00 左右，便于观察病情。

（七）间歇性经口胃管养护

1. 胃管拔除后用温水冲洗并晾干后备用，一人一管，每周更换。

2. 胃管的材质是硅胶，不要用开水烫，用清水冲洗即可，放置阴凉处保存。

3. 下次置管前，应用温水或生理盐水充分冲洗胃管，确保管腔通畅无异物。无需刻意消毒、煮沸。

四、间歇性导尿管

（一）概念

间歇性导尿是指将导尿管插入膀胱进行导尿，排空后拔除，而不留置在膀胱内。间歇导尿可使膀胱间歇性扩张，有利于保持膀胱容量和恢复膀胱的收缩功能。部分脑卒中患者需留置尿管，但长期留置尿管会出现尿路感染、引流不畅、拔管困难、漏尿等并发症。间歇性导尿可改善患者长期留置尿管带来的不便及降低尿路感染的发生率，使患者生活质量得到改善。

（二）优势

1. 间歇性导尿可使膀胱规律性充盈与排空接近生理状态，防止膀胱过度充盈。

2. 规律排出残余尿量，减少泌尿系统和生殖系统的感染。

3. 使膀胱间歇性扩张，有利于保持膀胱容量和恢复膀胱的收缩功能，减轻自主神经反射障碍。

4. 减少排尿障碍对患者的活动和心理影响，提高患者生活质量。

5. 对患者生活、社会活动影响小，男女患者均能继续正常的性生活。

（三）适应证及禁忌证

1. **适应证** 意识不清患者、尿潴留患者。

2. **禁忌证** 尿路感染患者不能采用间歇导尿的方式进行治疗，以免感染的情况加重。并且当患者出现泌尿损伤，如骨盆骨折、尿道断裂等，也不能采用间歇导尿的方式来治疗，以免损伤的情况加重，导致恢复时间延长。

（四）操作步骤

间歇性导尿分为无菌性间歇导尿和清洁性间歇导尿。无菌性间歇导尿是用无菌技术实施的间歇导尿，建议在医院内由护士实施；清洁性间歇导尿是在清洁条件下，定时将尿管经尿道插入膀胱，规律排空尿液的方法，可由患者和家属实施。

1. **准备工作** 准备所需的材料和设备，包括导尿管、润滑剂、消毒液、清洁的毛巾和水。确保环境清洁，患者隐私得到保护。

2. **患者准备** 让患者放松，并帮助其脱下裤子。用毛巾盖住患者的下半身，只露出尿道口和膀胱区域。

3. **消毒** 消毒尿道口和会阴部。

4. **插入导尿管** 润滑导尿管，将导尿管轻轻插入尿道口，直到尿液流出。确保导尿管完全插入，但不要太用力，以免损伤尿道。

5. **固定导尿管** 一旦导尿管完全插入，固定在适当的位置，以防止导尿管滑出。

6. **尿液收集** 让尿液流出，然后用一个干净的容器收集。

7. **移除导尿管** 在尿液收集完成后，轻轻地将导尿管拔出。

8. **清洁** 用干净毛巾清洁患者的下半身，并帮助其穿上裤子。

9. **记录** 记录导尿的时间，尿液的量和颜色等信息。

（五）并发症的预防

1. **预防尿路感染**　间歇性导尿最常见的并发症是尿路感染。尿路感染的危险因素包括膀胱过度充盈、导尿管污染、反复使用同一根导尿管、操作方法错误和动作过于粗暴等。

2. **尿路损伤**　长期导尿者，尤其是男性患者，更容易出现尿道损伤，甚至尿道狭窄。充分润滑导尿管，最好选择防水涂层尿管，可以有效预防尿道损伤及尿道狭窄的发生。

3. **尿路出血**　患者尿路狭窄并且频繁导尿时容易造成出血现象，应为患者选择合适型号和材质的导尿管，每天导尿次数 ≤ 6 次，操作过程中使用水溶性润滑液可以有效防止出血的发生。

（六）注意事项

1. 间歇导尿期间应指导患者严格遵守饮水计划。

2. 指导患者学会记录、观察自排尿液和导出尿液的性状。

3. 当插导尿管有困难或遇到阻力时，应稍候约 5 分钟，让膀胱的括约肌松弛，然后再尝试，若情况没有改善，应前往医院诊治。

4. 理想情况下，导尿的尿量应控制在 400ml 以下。

5. 指导患者如遇下列情况应及时报告医护人员：发热、小便有血、下腹或背部疼痛、尿管插入时感到异常疼痛或遇到阻力难以插入等。

6. 间歇性导尿管都是一次性使用，每次更新，不可重复使用，防止感染。

第三章
缺血性脑卒中的延续护理

随着疾病谱的改变，以脑卒中、肿瘤等为主的慢性病逐渐代替传染性疾病，居全球疾病负担前列，人们对卫生服务需求尤其是出院后护理服务需求日益增加，延续护理应运而生。延续护理是将住院护理服务延伸至社区或家庭的一种新型护理模式。

脑卒中延续护理模式的实施有赖于高素质的医疗服务团队和优质的基层医疗资源。目前尚缺乏较为成熟统一的脑卒中延续护理模式。各个地方开展的脑卒中延续护理受限于医疗机构服务水平、社区投入情况，以及个人社会关注度等，脑卒中延续护理质量参差不齐。总体来说，大家都在不断探索适应我国国情的脑卒中延续护理模式，寻找脑卒中患者照护需求、改善预后、节约医疗资源的最有效途径。

第一节　缺血性脑卒中患者慢病管理基本流程

一、什么是脑卒中患者慢病管理

脑卒中患者慢病管理，可由专业团队（医师、护士、营养师、康复师等）结合多学科（神经病学、康复医学、心理学、营养学、影像学等）合作，根据患者的体质特点及病情概要，为患者提供专业的治疗、护理、定期随访的整体化健康管理措施，实现对脑卒中患者多角度的细致监测，使患者掌握自我管理疾病的知识及护理措施。在日常生活中，实现患者自我监督与专业团队管理两种方式更好地融合，更好地监控病情变化，提高患者的自我管理能力和效能，减少复发，提高生活质量，使患者早日重返社会。研究表明，慢病管理有助于提高患者的依从性，是脑卒中二级预防的重要手段。

二、脑卒中患者慢病管理基本流程

脑卒中患者慢病管理基本流程，是对患者的疾病进行全面的监测、分析、评估、随访、提供疾病咨询和教育指导及对疾病危险因素进行干预的全过程。其主要流程见图 3-1。

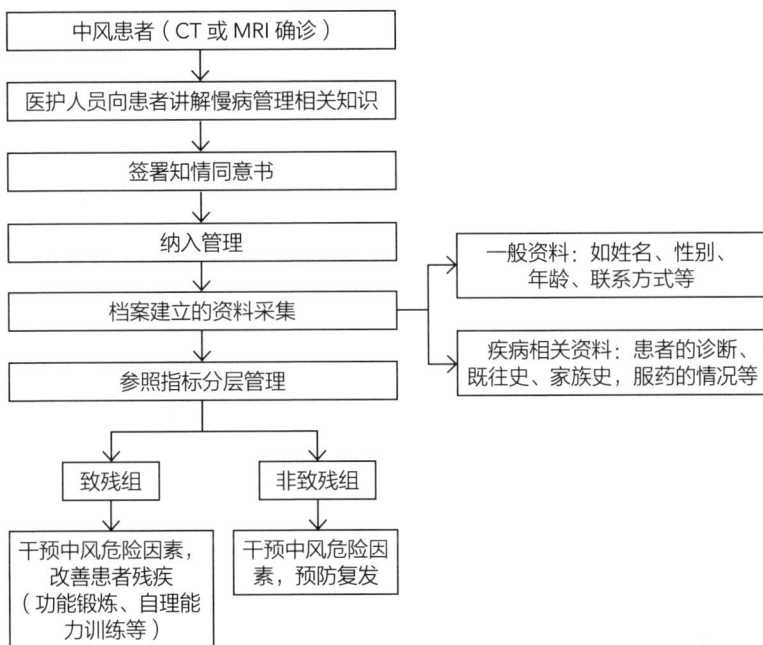

图 3-1　脑卒中患者慢病管理的主要流程

三、脑卒中慢病管理对象纳入（在患者充分知情和自愿基础上纳入慢病管理）

脑卒中慢病管理的主要对象是经 CT 或 MRI 确诊的患者。在患者出院时，医务人员向患者或家属讲解慢病管理的目的，邀请患者出院后加入脑卒中慢病管理，同时向患者及家属宣讲脑卒中慢病管理相关的内容，包括慢病管理过程中患者可享受到疾病咨询、健康科普、便捷诊疗的益处，同时患者及家属需要配合定期随访、自我监测等内容，对自愿参与慢病管理的患者签署知情同意书纳入管理。

（一）脑卒中患者档案建立和资料采集

1. **档案建立确保患者知情同意并签字确认**　因为知情同意是后期数据处理、论文发表、课题申报的必要条件。

2. **档案存放确保信息安全**　患者病情及家属的联系方式、住址、社会角色和关系等各方面信息需要保密,以确保档案存放安全和患者信息安全。

3. **采集信息持续更新**　慢病管理的理念是持续跟进,终身管理。因此,要动态做好患者的评估、资料采集和及时更新,遵循客观、真实、准确原则,为患者慢病管理提供依据。

4. 脑卒中患者档案及时归档,专人管理。

(二)资料采集内容及来源

1. **一般资料**　姓名、性别、出生年月、教育程度、职业、联系方式、住址、电子邮箱、医保情况。

2. **疾病相关资料**　患者的诊断、既往史、家族史,服药情况,服药种类和剂量,特殊治疗和干预,相关检查、现存症状等。

3. **资料来源**　患者、家属、医护人员、相关检验检查、既往病历资料等。由于脑卒中患者多为中老年人,可能存在沟通及认知障碍等,因此慢病管理离不开家属及照护者的积极参与,需重视他们提供的信息,这也是制订管理计划的重要依据。

四、患者的分层管理

慢病分层管理就是按照管理对象的某些容易识别且重要的特征进行分层,依各层级慢病管理实际需求提供高度相宜的护理供给,制订有针对性的管理计划、管理措施和管理目标,并进行随访评价。分层管理能精细识别管理对象的发展层次,设计与之相应的管理手段,实施有效管理,减少管理方法与管理对象发展层次的不对称性。

脑卒中患者可参照改良 Rankin 量表(mRS)指标评分,进行分层管理,一般分为非致残组(mRS 评分为 0~2 分)和致残组(mRS 评分为 3~5 分)。非致残组管理的重点在于加强对脑卒中危险因素的干预,预防脑卒中复发。致残组管理的重点在于除加强对脑卒中危险因素的干预,预防脑卒中复发外,还在于积极开展康复治疗,改善患者的残疾,降低致残程度。对这类患者要加强康复功能锻炼、指导日常生活自理能力训练,促进患者最大限度地回归社会。实施对脑卒中患者分层管理是提高慢病管理效率和节约慢病管理人力资源成本的有效手段。通过分层管理,有利于控制疾病相关指标,预防和减少并发症,使疾病管理更有侧重点,资源得到优化,提高疾病管理能力。

五、管理方案

（一）医护人员指导

根据患者实际情况，结合脑卒中慢性病档案，制订患者慢病管理指引，组织患者学习相关慢病管理课程，和患者一起制订患者自我管理阶段计划。

（二）患者自我管理

患者的自我管理是慢病管理的核心。患者掌握脑卒中先兆和症状的识别，懂得服用药物不良反应的观察，以及血压、血糖等异常值预警，掌握居家康复锻炼的方法，记录自我管理日记等。出现异常能及时反馈给医护人员。

（三）同伴教育及线上互动

病友之间的相互沟通与帮助，如在微信群和脑卒中互助平台分享疾病知识和战胜疾病的方法等。

第二节　缺血性脑卒中患者的社区管理

在完成脑卒中急性期治疗以后，绝大多数脑卒中患者转入居家健康管理阶段。脑卒中患者出院后康复护理质量与其生活质量密切相关。居家健康管理需要医院、社区层面成立健康管理团队对居家患者进行健康全面监测、评估，提供健康咨询和指导，以及对健康危险因素进行干预的全过程管理。

脑卒中患者出院后主要在社区进行康复，根据《国家基本公共卫生服务规范》，居民需要在社区卫生服务站建立健康管理档案进行管理，社区医师和护士通过责任制管理辖区患者。但是社区医护主要为全科医师和护士，缺乏专病诊疗和管理经验，所以具体慢性病的管理措施需要三级医院的专家团队指导。

脑卒中患者的社区管理，目前存在以下问题：①全科医师和护士缺乏专病诊疗和管理经验；②无法及时与三级医院的专家团队进行管理的衔接；③三级医院和社区医院缺乏协同管理机制，脑卒中患者社区管理不能及时到位。因此，医院、社区层面的支持对脑卒中患者居家健康管理至关重要。

第三节 缺血性脑卒中患者的居家康复

一、脑卒中后康复的意义

脑卒中后康复是经循证医学证实的降低致残率最有效的方法，是脑卒中患者健康管理中不可或缺的环节。它是一种全面的康复，涉及多学科、多部门的合作，是集体协同的工作模式，既包括公众健康教育，脑卒中的三级预防，又包括急、慢性期的康复治疗。我们要采取一切措施帮助患者预防残疾的发生和减轻残疾的影响，训练患者去适应周围环境，同时调整其周围环境和社会条件以利于他们重返社会，故需要患者及其家属和所在社区等多方参与。脑卒中患者康复的实质是"学习、锻炼、再锻炼、再学习"，调动剩余脑组织的重组和功能再建。

二、如何帮助脑卒中患者进行家庭康复

如何帮助脑卒中患者预防复发、实现早日康复并适应生活呢？脑卒中患者院外居家康复干预，除药物控制、饮食管理、改变不良生活方式等管理症状和预防复发的措施外，还需要配合相应的康复技能和自我康复训练。通过政策支持、家庭配合、灵活多样的训练模式、积极的训练气氛和心理支持等方式的有机结合，不断提高患者训练的意志和欲望，有效促进患者康复和适应社区。

目前，对脑卒中后康复的机制讨论主要集中于中枢神经系统在结构和功能上具有的重组能力和可塑性。作业疗法干预即基于脑的可塑性，通过反复进行生活自理能力训练，在病灶周围形成新的神经通路，充分发挥中枢神经的代偿作用和重组功能，不断在大脑皮层进行功能重组，从而建立肢体由高级中枢控制的运动模式。

三、作业疗法

作业疗法是应用有目的、经过选择的作业活动，就身体、精神、发育上有功能障碍或因残疾导致生活自理能力和工作能力不同程度丧失的患者，进行治疗和训练，改善其学习、生活能力，提高生活质量与适应社会能力，帮助其恢复健康、有意义的生活方式和生活能力，是患者回归家庭、回归社会的桥梁。

（一）作业疗法的特点

1. **以提高认知水平、技能水平和生活自理能力为主要目标** 作业治疗的目标是让患者掌握日常生活技能，适应居家条件下的生活，以及适应在新的环境和条件下工作。作业治疗和训练的整个过程，需要患者和家属的积极参与。

2. **有选择、有目的的康复疗法** 有选择即针对患者的需要选择作业活动。可根据训练和治疗的重点目标，选择以躯体运动为主，或以情绪调节为主，或以认知训练为主的作业活动。

3. **具有协调性和综合性** 作业治疗着眼于帮助患者恢复或获得正常的、健康的、有效的生活方式、生活能力和工作能力。正常的、健康的生活方式有赖于以下各因素的相互协调和平衡：①生活自理能力；②对外界环境的适应力和影响力；③工作；④娱乐；⑤社会活动；⑥进行上述活动所需要的耐力。因此，完成一项作业活动，常需综合发挥躯体、心理、情绪、认知等各方面的作用。

4. **连接患者家庭与社会的桥梁** 作业疗法把患者个人和其家庭环境及社会环境连接起来。从患者的个人潜力和需要出发，促使患者积极地参与活动，逐步适应家庭和社会环境。

5. **应用范围宽广** 作业疗法的目的是开发、改进、重建和维持患者的作业能力。凡需要改善肢体运动功能、身体知觉功能、智能、情绪和心理状态，需要适应住宅、职业和社会生活者，都适宜应用作业治疗。

（二）作业疗法训练内容

以下是根据患者脑卒中后转入社区的时间顺序归纳的作业训练内容。

第一个月的作业训练：基本日常生活活动能力训练。训练内容包括：学习正确地穿脱衣、裤、鞋、袜的方法；练习床-椅转移、轮椅转移、拄拐行走、使用自助餐具进餐；洗脸、刷牙、剃须、梳头、洗澡、剪指甲或步行如厕等。20～30min/次，3次/d，以患者不感觉疲劳为宜。

第二个月的作业训练：基本日常生活活动能力训练增加到5次/d，30～45min/次；根据功能状态的改善情况，循序渐进增加工具性日常生活活动能力（IADL）训练，训练内容包括：整理生活用品和衣服、打扫房间、做饭、洗碗、洗菜、洗衣服等简单的家务，参加户外行走、社交活动、娱乐活动、阅读等具有一定难度的工作。

第三个月的作业训练：在不减少基本日常生活活动能力训练的情况下，着重 IADL 训练，并增加到 7 次 / 周，45 ~ 60min/ 次，在训练过程中如患者出现疲劳等状况时要缩短时间，减少频次，如患者精神状态较好，时间可以适当延长。

社区医务人员每月进行生活活动能力评定并检查训练执行情况，及时调整训练方案，在社区医务人员的指导下进行训练，强调患者主动参与，选取与患者实际生活需要相结合的作业训练内容，逐渐恢复患者对社会的适应能力，同时减少对患者情绪有负面影响的内容。

（三）常用作业疗法

1. **日常生活活动能力及家务活动训练** 日常生活活动能力训练包括床上训练、转移训练、穿脱衣物训练、进食训练、个人卫生训练等，家务活动训练包括洗衣、做饭、打扫卫生、整理物品等。

2. **职业技能训练** 职业技能训练可以改善患者的躯体功能障碍和心理障碍，同时也是患者返回工作岗位或重新就业的体能和技能训练。常用的训练方法有：

（1）木工和木雕作业训练：适用于上肢关节活动受限、手部肌力较弱、手指精细动作协调性差、下肢肌力较弱的患者，不适用于坐位平衡、认知及感觉障碍的患者。

（2）编织、刺绣作业训练：适用于手眼协调性差、双手协调性差、手指精细动作差、关节活动受限的患者，不适用于认知功能障碍、严重视力障碍、共济失调的患者。

3. **黏土作业训练** 可用橡皮泥、硅胶土等代替黏土，适用于手部肌力差、手部关节活动受限、手指精细动作协调性差的患者。

4. **镶嵌作业训练** 适用于手部肌力较弱、手指精细动作差、双手协调性差者，不适用于视力功能低下、手部皮肤疾病和认知障碍的患者。

5. **办公室作业训练** 如书写、打字、计算机操作、资料管理等方面的训练，具有增加上肢关节活动范围，增强各种协调性，提高注意力、记忆力，增强社会交往能力等作用。

6. **园艺、文娱训练**　包括文体活动和园艺活动，常以集体的形式进行，如郊游、游泳、种花、植树、除草等。这些方法可转移患者对疾病的注意力，增强战胜伤残的信心，对患者的身心有很好的陶冶和治疗作用。

（四）作业训练注意事项

1. 训练过程中根据病情变化及时修订训练方案，如对时间、强度、次数等进行调整。

2. 训练应因人、因地、因时制宜，要有计划、有步骤。

（1）指导并协助患者做好训练前的身心准备。

（2）由易到难，循序渐进，可分解动作反复训练。

（3）加强安全防护措施，防止摔倒、坠床、烫伤等意外损伤。

3. **心理护理**　做好训练前患者的心理准备，对情绪不稳定的患者，及时采取行为疗法、心理支持疗法等。

（五）告知患者及家属早期康复的重要性

早期康复有助于控制和减轻肢体痉挛姿势的出现与发展，能预防并发症、促进康复、减轻致残程度和提高生活质量。一般认为，缺血性脑卒中患者只要意识清楚，生命体征平稳，病情不再发展后 48 小时即可进行早期康复。康复训练开展得越早，功能康复的可能性就越大，预后也就越好。

四、三级康复治疗阶段

根据脑卒中患者的神经功能状态，结合疗程长短、时间节点，初步划分为三级康复治疗阶段。规范三级康复治疗计划，合理分配康复治疗项目，有利于避免浪费有限的康复资源，最大限度地提高脑卒中患者的康复疗效。

一级康复阶段：经脑卒中急性期常规治疗，患者生命体征平稳，神经系统症状不再进展，48 小时后即可进入一级康复阶段。这一阶段主要强调良肢位（抗痉挛体位）的摆放、患侧肢体的被动训练、健肢主动活动的指导训练、深呼吸及腰腹肌的训练、卧位坐起训练、坐位平衡和转移训练等，以锻炼患者的起床功能。

　　二级康复阶段：患者病情稳定且时间超过 7 天，可转到康复病房进入二级康复阶段。这一阶段主要强调站立训练，如站立平衡、单腿站立、行走训练和上下楼梯训练等，以改善患者的行走功能。

　　三级康复阶段：患者病情稳定且时间超过 14 天，可转到社区卫生服务中心、专科康复中心或居家进入三级康复阶段。主要以训练患者吃饭、穿衣、梳洗、处理个人卫生等日常生活能力为主。病情危重或康复期间病情加重的患者，再次住院需要重新评估，再进入相应的康复治疗阶段。

　　脑卒中发病 3 个月内是黄金康复期，在这 3 个月内，患者积极配合治疗可迅速复原，我们应把握这一有利时机，配合采取一系列措施，争取尽早康复。脑卒中 3 个月后，恢复过程可能进展缓慢但稳定，逐渐恢复时间可持续 1～2 年，康复活动在此期间应持续进行。

　　脑卒中康复训练系列流程如图 3-2 所示。

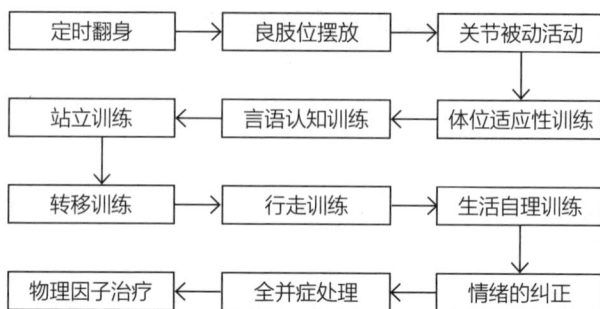

```
定时翻身 ──→ 良肢位摆放 ──→ 关节被动活动
                                      │
                                      ↓
站立训练 ←── 言语认知训练 ←── 体位适应性训练

转移训练 ──→ 行走训练 ──→ 生活自理训练
                                      │
                                      ↓
物理因子治疗 ←── 全并症处理 ←── 情绪的纠正
```

图 3-2　脑卒中康复训练系列流程

五、健康教育

　　大多数脑卒中患者经短期治疗病情好转出院后，留有不同程度的功能缺陷，如偏瘫、麻木、吞咽障碍或者不能言语、情绪反常等，患者的家属、好友、社区的居民、周围的同事在患者康复过程中都扮演着重要角色。周围的健康人群要充分理解脑卒中患者，按照医嘱对患者进行系统性的康复及照护，从医生和护理人员那里学到尽可能多的脑卒中知识。亲属懂得越多，对脑卒中患者的康复帮助就越大。

　　对脑卒中患者进行健康教育的三个环节：第一是让患者知道；第二

是让患者相信；第三是让患者行动。如何让患者重视脑卒中预防与康复，并将健康行为转化为行动？

结构化教育是有效的解决路径。这是一种基于患者教育背景与个体情况，定制的目的性强、灵活多元且全面的教育模式，能广泛覆盖不同人群且易于理解。在实践中，我们参照这一模式，精准对接社区脑卒中患者差异化的健康需求，将理论与实际紧密结合。同时积极动员照护者参与健康教育，促使其从单纯的生活照料者转变为健康管理的协同参与者，形成多方合力，切实提升患者对脑卒中防治的认知与自我管理能力。

第四节　环境评估与居家改造指导

一、家庭环境的评估

对患者的家庭环境进行改造，首先是对患者的家庭环境进行个体化评估，参照无障碍改造标准，在家居环境及辅助器具的设置上落实改造，使患者在日常生活中更加顺畅及安全，有利于居家作业疗法的开展，提高患者自我照顾的能力，降低陪护和家属的护理强度，让患者能按部就班地重新学习和建立新生活，并力所能及地进行一些家务学习、娱乐及社交活动，逐渐恢复对社会的适应能力，同时有利于减少患者的负性情绪。

家庭环境个体化评估的具体内容应围绕患者居家的基本活动进行，通常需要评估的项目包括生活环境、行动环境、交流环境、居家环境、就业环境和文体环境等。

1. **生活环境评估**　是指评定患者自我清洁、如厕、穿脱衣物、进食、喝水、照顾个人健康等项目的环境。

2. **行动环境评估**　是指评估患者维持和改变身体姿势、移动自身、搬运物体、手和手臂的使用、行走环境、不同场所移动的环境、使用器具移动的环境等项目。

3. **交流环境评估**　是指评估患者口语交流、非口语交流、交谈及使用交流器具和技术等项目。

4. **居家环境评估**　是指评估患者从事家务活动的环境，包括准备膳食的环境、料理家务的环境、照管居室物品的环境、获得商品和服务的环境等。

5. **就业环境和文体环境评估** 主要是指评估患者生活领域的工作和准备就业、运动、业余爱好、参与社会活动等项目的环境。

环境评估最常见的内容有：空气是否流通；有无充足照明；通道的出入口宽度是否适宜轮椅通过；通道是否畅顺，有无家居陷阱，出入通道斜坡的角度是否合适，能否防滑并方便患者出行移动，利不利于防范跌倒；物品摆设是否妥善合理，是否易拿易取并有助于锻炼，是否预防丢弃重要物品，浴室和卫生间的适用性如何，是否有利于避免烫伤及患者良好卫生习惯的养成，等等。

二、家庭环境的改造

（一）家庭环境改造的原则

1. 根据个人需求，确定最希望改造的环境优先。

2. 根据康复目标合理安排环境改造。16～50 岁患者的康复目标是就业，则要重点改造就业环境；50 岁以上患者，其康复目标主要是生活自理，则需重点改造生活环境。同时注意在环境改造的过程中，不能因为解决一个人的障碍而对其他群体造成不便。

（二）家庭环境改造的内容

居家环境改造是结合患者家庭经济条件、实际家庭环境进行个体化改造。环境改造的内容包括：选择合适的轮椅；清除室内台阶与门槛，或放置坡路踏板，清理妨碍过道通行的杂物；常用物品就近放置于患侧肢体方向；通道宽度足够轮椅进出；可移动的垫子易阻碍患者或滑动时易致患者摔倒，不宜铺设；床腿锯短以保证患者坐位时全脚掌能着地，便于患者起卧等；卧室、客厅、浴室、厕所地面平整，并进行防滑处理，减少高度落差；改造推拉门窗，设关门把手；厕所采用坐式便器，水龙头改造为单杠杆龙头，调整毛巾架、置物架高度，安装防跌倒安全扶手；淋浴房配置淋浴座椅并安装扶手；添置无障碍内开门式浴盆，或可整体调节角度的专用浴盆。

（三）患者的房间布置

房间的布局应尽可能使患者的患侧在白天自然地接受更多的刺激，因此，最好把床头柜、电视及日常必需品放在患侧，这样做的目的是使患者的患侧可以有连续的刺激输入，迫使患侧经常做出反应，使患者对自己的患侧给予更多的关注。

第五节 康复器具的使用及指导

一、轮椅的使用与护理

轮椅用于由肌肉、神经、关节等原因导致下肢功能减弱、丧失或由于病情、年龄等原因下肢不能行走者，是康复代步、身体锻炼和参加社会活动的工具。主要适用于脊髓损伤、伤残、颅脑损伤、脑卒中偏瘫、骨关节疾病、年老体弱者。

（一）轮椅的分类

轮椅按其用途不同，分为普通轮椅和特殊轮椅。特殊轮椅又分为站立式轮椅、驱动式轮椅、电动式轮椅。

1. **站立式轮椅** 适用于截瘫残疾人。使用者可以背靠轮椅，在固定束缚后，实现站立。可以帮助患者完成独立性的站立训练和站立工作。

2. **单侧驱动轮椅** 适用于只有单侧上肢有驱动能力的残疾人。驱动大轮的两个驱动轮环均在一侧。

3. **电动式轮椅** 可由患者的头、舌、手、气、声等控制，实现轮椅的进退、转弯等活动。轮椅本身携带电源，适用于双上肢均不能驱动轮椅或高位截瘫者。

（二）轮椅的选择

1. **选取原则**

（1）根据病情需要，合理选择。

（2）尺寸合理，使用舒适：包括座位的宽度、长度、高度，靠背的高度，坐垫的材质厚度、扶手高度等。

（3）安全可靠，结实耐用：包括重心稳定，不易倾倒，刹车可靠等。

（4）使用方便，耗能量少：要求轮椅重量要轻，便于患者自己驱动。

（5）美观大方，经济实惠：价格以患者及家属接受为宜。

2. **轮椅处方** 先对需要轮椅或改造座椅的患者进行评定，目的是制订能最大限度满足患者需要的轮椅处方。轮椅处方的内容包括：姓名、年龄、住址；临床诊断、残疾诊断；使用者类型（成年人、未成年人、儿童等）；使用者体型参数（坐宽、坐高、坐姿、体重等）；驱动方式（手动、电动）；大小轮尺寸；轮胎，等等。

（三）轮椅的护理

1. 按医师的轮椅处方选择适宜的轮椅　使用前检查各部件性能，以保证安全和顺利。

2. 患者乘坐轮椅时，身体要置于轮椅的中部，抬头并使背部向后靠。髋关节尽量保持在90°，座位不平衡者，要系安全带。

3. 患者从轮椅站起之前，先将闸制动；推轮椅患者下坡时，应倒行。

4. 长期乘坐轮椅时，可通过减压训练预防压疮，如每30分钟抬臀一次，每次3~5秒。

5. 长时间使用轮椅者，应戴手套以防手掌被轮圈磨破。

6. 高位截瘫者乘坐轮椅，必须有专人保护。

7. 教会患者正确地使用轮椅。如保持正确坐姿、肌力训练、轮椅的打开收放、上下轮椅练习，轮椅前进、后退、左右转弯练习，轮椅上坡、下坡，越过障碍、急停等练习。

二、助行器的使用

助行器是辅助人体支撑体重、保持平衡和行走的工具。主要用于步态不稳，下肢短缩或一侧下肢不能支撑或步态不平衡的患者。其作用是保持平衡、支撑体重、增强上肢伸肌的肌力。

助行器的分类

按其结构和功能分为三大类：无动力式、功能性电刺激和动力式助行器。其中，无动力式助行器结构简单，价格低廉，使用方便，是最常见的一种助行工具。下面简单介绍几种：

1. 杖　包括手杖、前臂杖、腋杖和平台杖。

（1）手杖：为一只手扶持以助行走的工具。包括单足手杖、多足手杖（三足杖、四足杖）。

（2）前臂杖：亦称洛氏拐。把手的位置和支柱的长度可以调节，夹住前臂的臂套为折叠式，有前开口和侧开口两种。

（3）腋杖：是临床最常用的一种辅助器具，用于截瘫或外伤较严重的患者。

（4）平台杖：又称类风湿杖。有固定带，用于手关节损害严重的类风湿病患者或手部有严重外伤、病变不宜负重者。

2. **手杖的使用**

（1）挂手杖的姿势：健手挂手杖时，屈肘 30°，手杖脚位于距离足尖前、外方 15cm 处为最佳位置。

（2）手杖步行方法 1：健手持手杖点出，患脚迈出，再把健脚迈出。小建议：健脚迈出步伐大小，要看患侧下肢的支撑能力如何。

（3）手杖步行方法 2：患者能仅由健脚支撑，则手杖与患脚一起迈出，再迈健脚，速度加快。小建议：使用手杖步行时，要防止患者身体向手杖方向倾斜。

（4）选择手杖时，要注意它的长度应该与地面到患者股骨大转子的高度相同。

（5）利用手杖上楼梯：患者健手持手杖放在上一台阶，重心向患腿转移，健脚迈到上级台阶，伸直健腿，患腿屈膝上台阶。注意患侧的骨盆在患腿上台阶的时不要上抬。

（6）利用手杖下楼梯：健手持手杖放在下一级台阶，重心向健腿转移，患脚迈到下一台阶，重心向患腿转移，健腿迈下台阶。注意患腿迈下时要防止患腿内收。

三、矫形器的使用与护理

矫形器是在人体力学基础上，预防或矫正四肢、躯干畸形，增强其正常支撑能力，治疗骨关节及神经肌肉疾病，并以补偿其功能为目的的体外器具的总称。包括各类支具、支架、夹板等器械。矫形器对佩戴肢体可起到稳定与支持、固定与矫正、保护与免负荷、代偿与助动等作用。临床常见的矫形器包括足矫形器、踝 - 足矫形器、膝 - 踝 - 足矫形器、髋 - 膝 - 踝 - 足矫形器、膝矫形器、手矫形器、腕 - 手矫形器、肘 -腕 - 手矫形器、肩 - 肘 - 腕 - 手矫形器、颈矫形器、胸 - 腰 - 骶矫形器、腰 - 骶矫形器等。

（一）矫形器的分类

1. **上肢矫形器**　其作用是保持不稳定的肢体位于功能位，提供牵引力以防止挛缩，预防或矫正肢体畸形以及补偿失去的肌力。分为静止性（固定性）和可动性（功能性）两大类。

（1）静止性上肢矫形器：主要是固定肢体于功能位，没有运动装置。常用于辅助治疗关节炎、腱鞘炎等。其种类分为手指制动器、手部制动器、腕部矫形器、肩关节矫形器。

（2）可动性上肢矫形器：由弹簧、橡皮筋等材料制成，允许肢体有一定程度的活动，用于防止软组织挛缩畸形。主要包括手指矫形器、腕部矫形器、肘关节矫形器、平衡前臂矫形器等。

2. **下肢矫形器**　其作用是负重和行走。保持下肢的稳定性，限制下肢关节不必要的活动，改善站立和步行时的姿态，同时预防和矫正肢体畸形。

下肢矫形器根据其结构特点和不同的适用范围，分为限制性和矫正性下肢矫形器；根据其功能，又分为用于神经肌肉疾患和用于骨关节功能障碍的下肢矫形器。选择下肢矫形器必须注意穿戴时肢体是否有明显的受压症状，如下肢皮肤出现水肿，佩戴时应注意不要紧贴皮肤。

（二）矫形器的选取

1. 矫形器原则上适用于其他治疗手段疗效不佳的患者，如上肢麻木的患者通过使用平衡式前臂矫形器来恢复部分功能；对于需要减免肢体承重、预防骨折愈合不良的患者，矫形器能够提供有效支撑与保护；对于需要改善异常步态的人群，矫形器帮助其纠正步态偏差，提升行走能力。矫形器可用于手术后对肢体的保护，如脊柱手术后的短期使用；可减少由于长期卧床而导致的各种并发症。但应注意，当患者缺乏治疗信心、不能主动配合或身体特别虚弱时不适合应用。

2. **矫形器处方**　在制订矫形器的处方时，应严格掌握各类矫形器的使用方法，选择最适合患者使用的品种，包括使用目的、矫形器的种类、规格要求、固定范围、体位及作用力的分布情况等。

（三）矫形器的护理

1. **向患者讲解矫形器的使用，指导其正确穿戴矫形器**　穿脱时应注意安全，不损坏矫形器。解除其疑虑，减轻心理负担，尽快过渡到装配后的训练中去。

2. **定期检查矫形器是否适合患者佩戴**　随着病程的延长，患者的肢体功能也在变化，所以要请专业人员定期对矫形器进行检查、调整。

3. **佩戴矫形器的肢体，要进行康复训练以保持或增强其残余功能**
为了方便矫形器的穿戴和训练，患者应穿宽松、柔软、易穿脱的衣裤。

4. **矫形器不能直接接触皮肤伤口** 对下肢水肿的患者应注意矫形器不要紧贴皮肤。

5. **穿戴好后应注意防止松脱以免影响治疗效果** 要定期检查矫形器佩戴处皮肤是否明显受压，如皮肤发红、疼痛、破损，为预防压力性损伤，应及时给予调整。

6. **矫形器的制作材料不同，其使用年限亦不同** 要对矫形器进行定期维护与保养，经常清洗、保持干燥；定时清理，保持清洁；及时检查各螺丝、接口是否牢固。保温材料远离热源，一旦发生问题及时联系矫形师。

四、自助具的使用与护理

自助具是指可增强患者生活独立性，提高日常生活活动能力的辅助装置。主要适用于某种功能障碍，而导致自理能力下降的患者。目的是减轻由于功能障碍带来的生活不便，使患者能更省力、省时、高质量地完成日常生活活动。

（一）自助具的分类

自助具的种类繁多，从简单的日用器皿到较复杂的电动装置，以及计算机化的环境控制器等。根据自助具的用途，分为进食、书写、阅读、穿衣、个人卫生、体位转移等类别。

自助具的作用是代偿身体运动障碍、感觉障碍及活动受限的关节。例如，U形塑料夹可帮助握力丧失的残疾者进食；长柄食具用于肩肘运动受限的患者，有保持和握持物体或维持器皿稳定的作用，如为上肢不能自主运动的患者提供进食用的自动喂食器，有支持残疾身体的作用；为失语残疾人所设计的电子语言发声器，可帮助患者进行语言交流，等等。

（二）自助具的选取

1. 选取自助具前，必须全面了解患者的残疾情况及生活障碍程度，包括其各关节活动范围、肌力、感觉情况、协调性等。

2. 选取自助具时，应注意与其他治疗手段的配合，共同起到辅助训练、恢复功能的作用。

3. 根据患者的文化程度及经济条件，选择最适合的自助具。

（三）常用的自助具

1. **进食自助具** 脑卒中患者单手进食时，可在盘子上加一个盘档，进食推动食物时，食品被阻，不会被推出盘子外面，又易于盛入勺内，便于进食，盘档可用罐头铁片剪制。手功能受限者，可根据情况将汤匙手柄加粗或弯成一定角度，使其有利于抓握，或达到正常使用的角度。

2. **穿着类自助具** 准备穿袜自助具及长柄鞋拔等，可以方便偏瘫患者或精细动作失能者自主穿脱衣物。

3. **辅助修饰类自助具** 牙刷、梳子加长，加粗手柄，指甲钳加设可调节角度的放大镜等措施，能帮助脑卒中患者自主完成刷牙、洗澡、梳头、修剪指甲等修饰动作。

4. **厨房自助具** 在砧板上加挡板，可防止切菜后洒落四周；左手失利者，可在砧板上加固尖头的钉子，便于有效固定洋葱、胡萝卜、西红柿等；通过改制刀具和器具，脑卒中后偏瘫者也能有效完成切菜、包饺子等烹饪环节。

5. **文娱类自助具** 脑卒中患者能借助于翻页器、书写器等自助具，完成阅读等多样的文体娱乐活动。

（四）自助具的护理

1. 及时宣教，教会患者及家属自助具的使用方法。

2. 定期清洁，及时维护，如进食自助具必须天天清洗。

3. 如果患者病情好转，应尽量减少自助具的使用，防止产生依赖心理。

4. 使用带有危险性的自助具时，如切菜刀、切菜板、剃须刀等，要特别注意安全，并且教会患者一旦发生意外后应采取的处理措施。

第六节 日常活动能力训练指导

日常活动训练，应从易到难，从简单到复杂，从肢体的近端到远端逐级训练，最终达到患侧肢体的功能恢复与补偿。日常活动训练的目的是以提高患者日常生活活动能力为宗旨，包括洗漱、修饰、穿衣、进食及移动等。本节介绍的训练方法，以脑卒中偏瘫患者为例。

一、洗漱能力训练

洗漱能力是指患者洗脸、洗手、洗澡、刷牙、漱口等方面的自理能力。

一般要求自身条件：患者患侧肌力 4 级以上，具备良好的肌张力及静态和动态坐位平衡。患者手指、上肢等关节活动度能满足洗漱训练的条件。

训练场所与设施：洗漱训练的场所，最好设置在卫生间内，训练所需要的设施、物品应放置在便于患者取用的地方。洗洁用具选择应以方便、小巧、便于抓取为原则。

1. **洗脸、洗手**　洗脸、洗手训练主要是教会患者使用单手洗脸、洗手技术。

（1）训练要领

1）用双手打开和关闭水龙头，如果双手均不能独立完成，可练习使用辅助用具，或感应水龙头。

2）练习掌握调节水量、水温。

3）练习用健手洗脸，洗患手及前臂。洗健手时，患手贴在水池边伸开放置或将毛巾固定在水池边缘，涂过香皂后，健手及前臂在患手或毛巾上搓洗，并在水盆里冲洗。

4）拧毛巾时，可将毛巾套在水龙头或患侧前臂上，用健手将两端合拢，向一个方向拧。

5）将拧干的毛巾，平放在健侧手掌上，将脸、患手擦干。擦健手时，用健手在固定好的毛巾上擦干。以上活动可反复操作，直到将脸、手洗净。

（2）注意事项：操作时患者应贴近脸盆，根据需要选取坐位或站位。洗漱用的毛巾尽量小块或使用小块海绵，以便患者抓取。

2. **洗澡**　洗澡包括盆浴和淋浴两种。训练前准备好更换的衣物，并将衣物放入塑料袋内带入浴室。向患者解释训练的目的、方法、注意事项，协助患者排便，控制室温在（24±2）℃，水温在 40～45℃。洗澡训练前，应先完成穿脱衣训练、浴椅坐位训练。

（1）训练要领

盆浴：①用浸泡法淋湿身体；②健手持毛巾或将毛巾一端缝上布套，套于患臂上擦洗身体，也可借用长柄的海绵浴刷擦洗背部和身体远端，尽可能洗到身体的每一处；③涂沐浴液后，用浸泡法冲洗干净；④拧干毛巾时，将其压在腿下或夹在患侧腋下，健手拧干，擦干身体。

淋浴：淋湿身体，尽可能淋湿身体的每一部位，涂沐浴液后冲洗。擦洗身体、拧干毛巾的方法同盆浴。

（2）注意事项：患者出入浴室应穿防滑拖鞋。洗澡时间不宜过长，以免发生意外。洗浴时应有人陪护，密切观察患者病情。若发生晕厥或滑倒应立即终止练习，将其抬出浴室及时处理。

3. **刷牙、漱口** 洗漱能力是脑卒中后日常生活自理能力训练的重要内容，患者应在康复师的指导下循序渐进地进行。口腔非常适宜于微生物寄居和滋生，而脑卒中后患者口腔的自净能力减弱，口腔内大量细菌繁殖，易发生口臭、口腔感觉异常和细菌感染等。刷牙、漱口训练的目的是让患者能掌握单手刷牙、漱口的方法。

（1）训练要领

1）健侧手打开水龙头，将水杯装满水后关闭。

2）将装满水的水杯放在脸盆内或脸盆旁备用。

3）将牙刷放在湿毛巾或防滑垫上固定，用双手打开牙膏盖，将牙膏挤压在牙刷上，盖好盖子，放下牙膏。

4）健侧手拿起牙刷刷牙，尽量刷到每颗牙齿的每一面。放下牙刷，拿起杯子漱口，要求冲洗干净。以上步骤重复 5~6 次，直到刷洗干净。

5）打开水龙头，冲洗牙刷、牙膏外皮。

6）将牙刷、牙膏、水杯放回原处。

（2）注意事项：训练前应教会患者尽量靠近脸盆坐下，保持坐位平衡。选用便于患者抓握的大柄牙刷。

二、修饰能力训练

修饰是患者在完成洗漱后，对自身仪表的一种完善，主要包括梳头和剃须（男性）。

（一）梳头

1. **训练要领**　患者应尽量保持平衡，可靠于小台上，或采取坐位。教会患者按自己习惯调整好镜子的角度，并拿起木梳梳头。适当鼓励患者用健手、患手交替梳头。梳头顺序为先前面、再后面；先患侧、再健侧。练习时可反复进行，直到满意为止。

2. **注意事项**　要为患者准备一把抓取方便的木梳。根据患者的实际情况，调整好镜子的高度。

（二）剃须

1. **训练要领**　练习时尽量靠近镜子，采用坐位练习。调整好镜子的角度。固定剃刀，用健手去掉剃刀盖子，拿起剃刀，打开电源，剃掉胡须。一般先患侧后健侧，争取将所有胡须剃净。剃净后，关闭剃刀电源，盖好盖子，将剃刀放回原处。

2. **注意事项**　为患者选择合适的剃刀，以充电式电动剃刀替代刀架剃刀。根据患者的实际情况，调整好镜子的高度。

三、穿脱衣物能力训练

穿脱衣物训练，是日常生活自理能力训练中比较重要的部分。训练的主要对象是一侧肢体失用的患者。包括：穿 / 脱上衣、穿 / 脱裤子、穿 / 脱袜子和鞋。训练前要先评估患者的坐位动、静态平衡和认知能力是否达到穿衣训练的要求。

（一）穿 / 脱上衣

1. **训练要领**

（1）穿 / 脱前开襟上衣

1）患者取坐位，将上衣里面朝外，衣领向上置于膝上。

2）指导患者利用健手套上患肢袖子，用健手将衣领沿患侧上肢拉上并跨到健侧肩、颈部。

3）健手将健侧衣袖从身后移至健手侧，并套上健肢袖子。

4）套上袖子后，用健手将上衣的后襟拉开展平。

5）整理上衣，使其左右对称，使纽扣对准相应扣眼。稳定纽扣边缘，用健侧拇指撑开扣眼套上纽扣。

6）脱开襟上衣，与穿衣步骤基本相反，解开纽扣，利用健手先将患肢袖子从肩部退到肘部，然后将健肢从健侧袖中退出。当健侧手脱出后，利用健手将患肢袖子完全退出。

（2）穿/脱套头衫

1）患者坐位，解开套头衫的纽扣。将套头衫背面向上、衣领向下放好。

2）用健手帮助患肢穿上袖子，并尽量拉至肩部。

3）使衣领接近头部，将头套入，从领口退出，然后健手插入健袖穿出。

4）拉好衣襟，整理好套头衫使其左右对称。

5）脱套头衫步骤与穿衣步骤基本相反。利用健手将套头衫后领充分上拉，并将头部从领口退出，接着用健手将患侧上肢脱出衣袖；最后摆动健侧上肢，将健侧衣袖脱掉，完成脱衣过程。

2. **注意事项**　为患者准备一个宽敞、安全的穿脱衣环境，最好是在床上或椅子上。所用衣服应宽松、柔软、舒适，不要选用带拉链的衣服。鼓励患者尽可能用患侧穿衣。如患者坐在椅子上，训练前应嘱患者后背与椅子之间要留有空间。

（二）穿/脱裤子

穿/脱裤子包括三个体位：卧位、坐位、站位。卧位，适合腰背控制差的患者，是一种较常用的方法。坐位，是绝大多数患者采取的一种方法。站位需要患者具备较好的站立平衡，一般不推荐。以最常采取的坐-卧位为例，介绍穿/脱裤子训练。

1. **训练要领**

（1）坐椅子上穿裤子方法

1）将裤子放在患者身旁，使健手便于接触裤子。

2）教会患者双腿交叉练习，将患侧小腿放在健侧大腿上。为防止患腿滑落，可在健腿上放一防滑垫或将患腿放在凳子上。

3）将患侧裤腿穿到患侧脚踝，并向上拉到膝以上以防止裤腿滑落。

4）将交叉的患腿放回地面。

5）健腿穿好后把裤子提至大腿附近，尽量接近臀部。

6）最后用健手系纽扣和裤带。

（2）坐床上穿裤子方法

1）患者在床上取长坐位（即双下肢平放在床上）。

2）用健手将裤腿从患侧下肢穿过，并拉到膝盖上方。

3）健侧下肢从裤腿穿出。

4）仰卧。

5）用健手拉起裤子，在双侧骨盆交替抬离床面的时候，逐渐将裤子提至腰部。

6）最后用健手系纽扣、拉拉链，系皮带。

脱裤子和穿裤子动作相反即可。

2. **注意事项**　为患者准备宽敞、安全的环境，最好在有床的环境下完成，并设有支撑扶手。练习使用的裤子应宽松、柔软、舒适，尽量选用带松紧带的裤子。嘱患者训练时尽量保持身体平衡，如有体力不支或需要外力支持时应及时提出，以免发生意外。

（三）穿／脱袜子和鞋

1. **训练要领**

（1）将患侧肢体的鞋子放在手容易拿到的地方，鞋面向上。

（2）完成双腿交叉（同穿裤子）。

（3）打开鞋面，按照脚趾 - 脚掌 - 脚跟的顺序，将脚放进鞋里。

（4）用健手拉好松紧带或贴好魔术贴。

（5）放下交叉的患腿。

（6）脱患脚鞋的方法与穿鞋基本相反。腿交叉，打开松紧带或魔术贴，用健手脱掉患脚鞋子。如果条件允许，可直接用健侧脚蹬掉患脚鞋子。

（7）穿脱袜子与穿脱鞋子基本相同。指导患者完成腿交叉，用拇指和示指张开袜口，身体向前倾斜把袜子套在患足上。注意套袜子之前，应保持患者重心前移。

2. **注意事项**　患者应具备足够的动态坐位平衡能力，能坐在扶手椅上或床边。为患者准备一双带松紧带或魔术贴的运动鞋，尽可能不选择系带鞋。鞋不可太重或太硬，以平底鞋为宜，放在患者易于拿取的地方。如训练时鞋子放在地上，可以为患者准备长柄穿衣钩，将鞋子钩起。

四、摄食能力训练

摄食能力训练属于进食训练的一种，又称直接训练，是实际进食活动的训练。包括吃固体/半固体食物、饮水等。

1. **训练要领**

（1）吃固体/半固体食物：患者坐稳，尽量靠近桌边，注意食物和器具的位置。用健手拿起器具，在盛有食物的器皿中，摄取食物。主要训练摄食的准确性，训练中要防止食物洒落在桌上或地上，将食物送到嘴边，张嘴将食物送入口中，闭嘴进行吞咽。吞咽的方法可选用空吞咽与吞咽食物交替进行，也可采用侧方吞咽、点头样吞咽等。

（2）饮水：一般先用防滑垫稳定水杯，采用压力式热水壶将水直接倒入杯内。注意控制水量，防止水液外流。建议用双手握杯，将水倒入口中。也可用双手握杯，用吸管直接饮水。如出现口角漏水、呛咳，应立即终止训练。

2. **注意事项**　患者取坐位或半坐位，需要头和颈部有良好的支撑能力。练习食量提倡一口量，一般从 3 ~ 5ml 开始，以后酌情逐步增加进食量。选择尽可能简单的进食用具，如羹匙、刀、叉等。所用器皿应具备良好的隔热性，且质量不宜过重。如果患者发生吞咽困难、呛咳时，应注意加强吞咽功能训练。

五、移动能力训练

移动是指将身体从一个地方移动到另一个地方产生位置变化的活动，主要包括：床、椅、轮椅、厕所的转移。移动能力训练要求患者具有较好的动态平衡能力（患者坐位下能保持抬头挺直躯干，髋屈曲 70°，双膝屈曲稍 > 90°）。患者没有视野、空间结构等感觉缺损，对周围环境比较熟悉。如需要，可采用一些辅助设备，如转移板、转移带、移动圆盘等。

（一）滑动转移

滑动转移是最简单的移动训练。适合双下肢能够负重，动静态平衡好，但站位平衡差的患者。练习时主要完成床—椅滑动。

1. **训练要领**

（1）将椅子放在紧贴自己健侧的位置上。

（2）用健足足背勾住患侧足跟。

（3）健侧上肢支撑床边，使臀部离床并滑向椅子。

（4）当距离椅子足够近时，将健足从患足后移出。用健手扶住椅子，使臀部离床移到椅子上。

（5）调整坐姿处于平衡位置，达到坐姿端正。

2. **注意事项**　准备一张与床同高且没有扶手的椅子，椅子的位置尽可能靠近床边。

（二）轮椅—床转移

1. **从床转移到轮椅上**　轮椅放在患者健侧，使轮椅与床形成45°角，刹住手刹。患者用健手扶（轮椅）扶手站起，再扶远处的扶手。患者半转身，坐在轮椅上。如果患者能力不够，可以让患者向前移动臀部，家属在腰背部抓住裤子或皮带，帮助患者站起来。

2. **从轮椅转移到床上**　患者健侧接近床边，轮椅与床约成30°角，刹好手刹。患者身体向前移动，健侧脚移开踏板，用健手扶住轮椅扶手站起。用健手伸向床面，半转身坐在床边。用健侧脚勾起患侧脚，抬到床上，顺势改变支撑手而躺下。如果患者能力不够，可以让患者向前移动臀部，家属在腰背部抓住裤子或皮带，用另一手按住患者膝关节，帮助患者站起来。

3. **教患者使用轮椅活动**

（1）双上肢健康的患者：向前推时，操纵前先将刹车松开，身体向后坐下，看前方，双上肢后伸，稍屈肘，双手紧握轮环的后半部分。推动时，上身前倾。双上肢同时向前推并伸直肘关节，当肘完全伸直后，放开轮环，如此重复进行。

（2）偏瘫患者：先将健侧脚踏板翻起，健足放在地上，健手握住手轮。推动时，健足在地上向前踏步，与健手配合，将轮椅向前移动。

注意：尽量避免上坡，以免发生轮椅后溜及后翻。

（三）如厕转移

1. **训练要领**

（1）轮椅移入时，接近坐便器，从健侧转身，直到坐便器正好位于身后。

（2）利用周围扶手的支持力，缓慢向下接触坐便器，直到重心完全落在坐便器上。

（3）脱裤子时，要求患者坐稳后，先将重心移向患侧，抬高健侧，从臀部大腿之后慢慢拽下患侧裤子。穿裤子与之相反。

（4）从坐便器移出时，先拉近轮椅或助行器，利用周围扶手的支撑作用，移入轮椅或助行器内，并利用其回到原来位置。

2. **注意事项**

（1）可根据患者活动能力准备助行器或轮椅。

（2）卫生间环境需符合无障碍设施要求：如拆除门槛、房门便于开关、坐便器周围有扶手、如厕所需物品应放在患者前面，防止转身摔倒。

（3）训练前患者应能独立完成由卧位到坐位、由床到轮椅的转移，或利用辅助工具行走 5m 以上。

六、其他能力训练

1. **正确坐姿** 双脚平放、与肩同宽，双手十指交握，患侧大拇指在上，肘部伸直，带动身体重心前后移动。

2. **转身运动训练** 患者双手十指交握，患侧大拇指在上，交叉平举，左右转动带动转身训练。

3. **坐—站转移训练** 患者坐于床边，如无不适，可试行站立。站立时，家属在患侧保护，让患者身体靠床边，健手扶床栏、身体重心置于健侧，站立时间可由几秒逐渐延长至几分钟。在此基础上可练习前后摆动肢体。患者前摆时伸膝，踝背屈；后摆时屈膝，足跖屈。逐渐将重心移向站立。

4. **利用床档进行步行训练**

（1）侧方步行训练：患者健康的一只手握住床档，身体与床正对，患脚向侧方迈出，然后健侧手脚向患侧并拢，反复练习。

（2）前方步行训练：患者健康的一只手握住床档，身体与床平行，然后这只手向前挪动，握住前方的床档，患脚迈出，健脚再迈出。

七、什么样的患者适于进行社区及居家康复训练？

1. 全身情况较好，安静状态下脉率 < 120 次 /min，收缩压 < 150mmHg，舒张压 < 90mmHg。

2. 无心慌、气短、嘴唇发绀、下肢水肿、心前区疼痛。

3. 能理解指导人员或家人说的话，并能按照他们的指导行动。

4. 有康复欲望，能控制自己的情绪，无认知方面的障碍。

八、社区及居家康复训练应注意哪些问题？

1. **康复训练的时间越早越好**　只要病情稳定，生命体征（即体温、呼吸、脉搏、血压）平稳，就可以开展康复训练。如果已经并发其他疾病，如心肌梗死、肺部感染、肾功能不全等，应咨询医护人员是否适合训练。

2. **运动量不宜过大**　训练强度要由小到大，循序渐进，逐渐恢复体力。如训练时出现不适，应暂停训练或适当减量。

3. 结合日常生活进行训练，鼓励患者做力所能及的事情，如更衣梳洗、进食等。减少其对家人的依赖，提高独立生活能力。

4. 运动后切勿立即进行热水浴，以免导致循环血量进一步集中于外周循环系统，使血压突降，甚至诱发心律失常。

5. **训练频率**　至少每周 2～3 次，最好每天 1～2 次，每次约 30 分钟。不穿过紧、过小的衣服，以免影响血液循环和肢体活动。

第七节　安全管理

一、防止跌倒、坠床

跌倒、坠床是指患者突发的、不自主的、非故意的体位改变，倒在地面上或更低的平面上。研究显示，脑卒中患者极易发生跌倒而导致意外，甚至是终身残疾。跌倒多发生在站起或坐下及上下楼梯台阶时，坠床多发生在夜间和晨间起床时，多由脑卒中患者平衡感觉减退，纠正平衡能力降低所致。

（一）脑卒中患者跌倒有关因素

1. 单侧身体肌无力或瘫痪。

2. 走路、抓握物体或平衡方面有困难。

3. 单侧身体感觉部分或全部丧失，导致其无法做出受控、有计划的动作。其中，步态障碍或无力是跌倒最可能的原因。

4. 长期卧床的脑卒中患者可能出现偏瘫侧肢体骨质疏松，且面临肢体废用的问题。这些因素使患者活动时容易跌倒，且跌倒后骨折风险增高。

5. 某些药物的使用可能与跌倒风险上升有关。

6. 居家环境，如地面湿滑、台阶过高、照明不好、地面乱堆放杂物、浴室或厕所没有扶物装置等。因此，对脑卒中患者的居家环境进行改造，是预防跌倒的重要措施。

（二）跌倒、坠床护理

1. **重视如厕和起居** 如厕和起居是不可缺少的生活内容，是跌倒的较高风险因素。如脑卒中患者由卧床休息到起身时的体位变化，即使在能自理的情况下仍需相应的协助或照顾，以降低跌倒风险。跌倒护理重在预防，护理服务中应对脑卒中患者的跌倒状况进行正确评估和有效干预，满足其居家护理需求。

2. **检查家居布局** 经常对防护栏杆的稳固程度进行检查；患者在下床时要进行搀扶；到了晚上及时打开夜光灯，避免室内太过黑暗；洗手间内设置扶手，并要确保地面足够干燥，以免不慎跌倒。

3. **加强健康教育指导** 教育环节主要包括知识讲解、情景演练、相互交流等。讲解跌倒、坠床的原因和造成的后果，告诉患者跌倒、坠床的普遍易感性；将跌倒、坠床后的严重后果以视频的方式展示教育，以加强重视程度。另外，还需观察患者服药后的反应，若出现眩晕等情况要立即停止服用，以免发生跌倒。

4. **家庭保护措施**

（1）房间内要有充足的光线，保持地面清洁干燥。

（2）居家场所宽敞、明亮，无障碍物阻挡，走廊、厕所安装扶手，以方便起坐、扶行；地面保持平整干燥，防湿、防滑，去除门槛；有潜在危险的障碍物要及时移开，房间布局尽可能简单。

（3）固定好床、轮椅、便椅的轮子，确保其安全；床铺高度适中，应有保护性床档，睡觉时将床帘拉起，离床活动时应有人陪护；帮助患者选择合适的运动方式，活动时必须有人陪伴。

（4）避免穿大小不合适的鞋子及长短不合适的裤子，鞋底应防滑，尽量选择软橡胶底鞋，穿棉布衣服，衣着应宽松。

（5）当出现头晕时，应在床上休息，一旦出现不适症状，先不要活动。

（6）学会使用合适的助行器具，步态不稳选用三脚手杖等合适的辅助具，并有人陪伴，防止跌倒。

（7）必要时使用合适的约束，以使跌倒/坠床的可能性减至最小。

（8）指导患者在床上使用便器，以及渐进下床的活动方法。如有需要，可让家属帮助。

（9）一旦患者不慎坠床或跌倒时，家属应立即到患者身边，迅速查看全身状况和局部受伤情况，初步判断有无危及生命的症状、骨折或肌肉、韧带损伤等情况，必要时到医院对症处理。

二、防止走失

患者走失是指因记忆功能障碍、对所在环境陌生或抵抗相应治疗及精神疾患等因素导致脱离被照护区域后回不到原地或下落不明。卒中后患者因大脑功能受损，引起记忆力、定向力下降，导致迷路、走失，流落街头，安全得不到有效保障。因此，预防脑卒中患者走失已成为社会关注的问题。

（一）走失风险评估

1. 既往有无走失经历、痴呆病史及精神病史。

2. 有无幻觉、妄想等症状，有无焦虑、抑郁状态。

3. 认知能力是否正常，有无记忆力减退、定向力障碍。

4. 有无服用导致患者认知能力下降及出现幻觉、妄想、焦虑、抑郁的药物。

（二）走失防范

1. 观察脑卒中患者对周围环境的了解及辨别程度，了解患者认知程度，合理安排患者的日常生活。在生活方面，要满足患者的合理要求，培养良好的睡眠习惯，以防夜间走失，家人需多花时间陪伴患者，减少其孤独感，减少外界的不良刺激。

2. 观察和评估有无走失可能，对有出走企图者要心中有数，需注意观察其行动举止、精神状态，掌握和了解其心理状态；及时识别可能走失的患者，禁止单独活动或外出，若外出必须有家属或陪护24小时陪伴；禁止在危险场所逗留；禁止过多迁居。

3. 加强风险管理，建立家庭护理系统，为照护者提供预防走失等相关风险管理知识和信息。例如，可在患者衣服口袋里放一张随身卡片，写明姓名、家庭住址、联系电话，准备近照以便于走失时寻找；定制衣服标签，在标签上注明家庭住址、联系电话等；也可以使用电子定位设备，避免或减少走失的发生。

4. 生活方面，要积极参与文娱活动，睡眠规律，加强智力康复训练、自理能力康复训练，做到循序渐进，持之以恒。

5. 患者及家属、照顾者需熟知患者所用药物以及药物有哪些副作用，认识到走失的危险性。对于有精神症状的患者，应遵医嘱按时服用药物，加强看护，随时掌握动态，出门注意陪护。

6. 加强环境的安全管理，在房间安装智能锁，门锁由家属管理，可防止患者在家属不知情或不留意的情况下走失。

7. 社会构建老人救助保障体系，医疗机构和社区应建立专门防止走失和查询相关资料的信息网络，并将热线电话向社会公布，创造一个更加安全的社会环境。

（三）走失对策

1. 患者走失后须立即寻找，必要时报警。

2. 患者找回后，需详细询问出走的原因及去处，鼓励其说出原因及内心感受，尽量满足患者的需求。

3. 总结经验，重视陪护。对患者进行健康教育时，根据患者的文化程度、性格、接受能力、行为习惯采取通俗易懂的教育方式，并反复多次地讲解，以免再次发生走失。

三、激越行为应对

激越行为是指不恰当的语言、声音和运动性的攻击行为。它主要分为躯体攻击行为、语言攻击行为、躯体非攻击行为（徘徊游荡）、语言非攻击行为（刻板语言）。

（一）激越行为的表现与处理方法

1. **躯体攻击行为**　表现为打人、踢人、推人、咬人、用指甲抓人／自己；攻击性啐吐；扔东西、撕东西、破坏物品、伤害自己等不恰当的行为。

处理：当躯体攻击行为发生时，应立即将患者与激惹的环境或人分开，在确保其安全的情况下，管理好周围的贵重物品、易碎物品及锐利物品。周围人应与患者保持安全距离，同时做好自身防范，不要对抗或表现出愤怒，可尝试由信任的人给予安抚，并有人陪护。

2. **语言攻击行为**　表现为诅咒、骂人、语言恐吓或威胁、说脏话、尖叫等。

处理：当语言攻击行为发生时，如果有明确的指向对象，应立即将其与患者分开，保持安静，不要争辩。如果没有明确指向对象且不会危及周围人时，最好有意忽略。如果是由幻觉、妄想引发出现语言攻击行为时，应认可患者的感受，移除诱发因素，或转换话题、引导做感兴趣的事来转移注意力。

3. **躯体非攻击行为**　表现为徘徊游荡、储藏物品、重复动作等。

（1）徘徊游荡：表现为无目的地持续来回走动。

处理：如果是无目的地走出房间或大门，进入他人房间或办公室时，应确认活动空间防滑、无障碍、光线充足，还要注意患者安全。最好在患者身上携带紧急联系人电话，家属或陪护尽可能每天陪伴患者。

（2）储藏物品：表现为将物品放在隐蔽的地方，收集无明显用途的物品等。

处理：这种情况下，建议保管好危险物品及患者认为重要的个人物品。不建议用责怪、说服的方式去跟这类患者交谈。家属或陪护要留心观察患者藏东西的地点，在患者不在场时，清理储藏物品，对不会带来异味和风险的物品，提供可储藏的空间，引导患者自己找到所藏的东西。

（3）重复动作：表现为重复拍打、敲击、摇晃、拨弄、捻弄、揉搓、穿脱鞋子，在身上/物体上找东西，在空中、地板上找想象的东西等。

处理：在不会危及患者自身及周围人时，可以有意忽略，不应阻止或限制。同时可在柜子、箱子、抽屉里摆放不同颜色、性状和质地的物品，让患者翻弄，有时可引导患者做叠衣服、擦桌子等需要做的重复的事。

4. **语言非攻击行为** 反复问或说同一件事，表现为语言或非语言的唠叨、抱怨、请求、命令。

处理：周围人应耐心解答，并尝试用小卡片或小白板写上答案。尝试转移患者注意力，把话题转移到感兴趣的事情上。

因此，家属须关注患者有无激越行为及严重程度，根据激越行为的类型给予相应干预措施。

（二）激越行为护理

1. **陪伴关心** 鼓励家人多陪伴，给予患者各方面必要的帮助，多陪其外出散步，或参加一些学习和力所能及的社交、家庭活动，使之消除孤独、寂寞感，体验到家庭的温馨和生活的快乐。

2. **开导患者** 多安慰、支持、鼓励患者。当情绪悲观时，应耐心询问原因，予以解释，播放一些轻松愉快的音乐，以活跃气氛。

3. **维护自尊** 注意尊重患者的人格；对话时要和颜悦色，专心倾听，回答询问时语速要缓慢，使用简单、形象的语言；切忌使用过激的语言及贬义词汇刺激患者。

第八节 照护者指导

一、照护者接受现实

脑卒中患者的家庭成员和照护者首先要接受现实，观察并掌握其病情，想方设法帮助患者渡过难关。鼓励、陪同患者参加脑卒中病友会、照护者活动等，学习并分享相关经验。

二、日常照护注意事项

在日常生活方面，创造良好、安全的环境。在室内改造或添置各种设备，帮助照护者更加轻松地照顾患者，例如在失语者床边放一个小铃铛或者玩具遥控器，以便他需要帮助时可以叫人。

加强患者患侧的刺激，家属及护理人员应该在患侧照料患者，帮助其洗漱或喂饭。探访者也最好站在患者的患侧，与其谈话时可握住患手，以提供更多的刺激。如果患者最初转头有困难，家属可以用手帮助他转头，这样可以减轻其对患侧空间的忽视。

三、精神鼓励，心理支持

家庭成员要做到关心体贴、尊重和谅解患者，多与患者交流沟通，鼓励患者战胜疾病，尽量避免频繁更换照护者，不采取特殊方式来改变患者的习惯。将照片和纪念品等重要物品放在床头，有利于患者稳定情绪。

与脑卒中患者沟通要注意技巧，注意患者的感觉，说话简短直接，保持眼神的接触，多欣赏、称赞，肯定患者过去的成就，准许其缅怀过往，甜蜜温馨的气氛可以对感官产生有利的刺激。

不要过于"保护患者"，注重保持和提升患者自我照顾的能力。注意鼓励患者在不引起疼痛的情况下进行更多的康复训练，耐心教会其在功能残缺状态下日常生活的方法。了解患者的实际能力，简化活动，配合患者的生活习惯，让患者尝试参与家务，重拾自信。家属督促患者正确服药，参与共同整理药物，服药后在日历上标注记号。这些措施有利于减少照护者的负担，使患者主动配合，早日重返家庭、回归社会。

第四章
缺血性脑卒中的中医药特色疗法

第一节　中药方剂疗法

缺血性脑卒中（又叫"中风"）的临床证型较多，其病性有虚实两端，根据急性期与后遗症期对中风进行辨证分型，急性期的常见证型为风痰阻络证、风阳上扰证、气虚血瘀证、阴虚风动证、闭证、脱证；后遗症期的常见证型为气虚血瘀证、痰瘀阻络证、肝肾阴虚证。

一、急性期

（一）风痰阻络证

1. **症状**　肌肤不仁，口舌歪斜，言语不利，半身不遂，头晕目眩；舌质黯淡，舌苔白腻，脉弦滑。

2. **治法**　息风化痰，活血通络。

3. **推荐方药**　化痰通络汤加减。

4. **组方举例**　法半夏10g，橘红10g，枳壳10g，川芎10g，红花10g，远志10g，石菖蒲10g，茯神15g，党参15g，丹参15g，炙甘草10g。

5. **用法**　3剂，400ml水煎服，每日1剂，分2次温服。

6. **随证加减**　急性期，病情变化较快或呈现进行性加重，风证表现较为突出者，加入钩藤、石决明、珍珠母平肝息风；若呕逆痰盛、舌苔厚腻，加茯苓、陈皮、桔梗或合用涤痰汤祛痰燥湿；痰浊郁久化热出现舌质红、苔黄腻者，加黄芩、栀子、瓜蒌、天竺黄清热化痰；瘀血重，伴心悸胸闷、舌质紫黯或有瘀斑者，加桃仁、赤芍活血化瘀；若头晕，头痛明显者，加菊花、夏枯草平肝清热。

（二）风阳上扰证

1. **症状**　肌肤不仁，口舌歪斜，言语謇涩，半身不遂，急躁易怒，头痛，眩晕，面红目赤，口苦咽干，尿赤，便干；舌红少苔或苔黄，脉弦数。

2. **治法** 清肝泻火，息风潜阳。

3. **推荐方药** 天麻钩藤饮加减。

4. **组方举例** 天麻 15g，钩藤 30g（后下），石决明 30g（先煎），栀子 10g，黄芩 10g，川牛膝 30g，益母草 10g，杜仲 10g，桑寄生 20g，夜交藤 20g，茯神 15g。

5. **用法** 3 剂，400ml 水煎服，每日 1 剂，分 2 次温服。

6. **随证加减** 若阳亢火盛，出现头痛剧烈、面红目赤，加珍珠母、夏枯草镇肝潜阳；若肢搐手抖，加胆南星、竹沥、川贝母息风止痉；痰迷心窍、语言不利、神情呆滞，加石菖蒲、远志开窍化痰；肝肾不足、气血亏虚、腰膝酸软明显，加当归、首乌、枸杞子补益肝肾、养血益气。

（三）气虚血瘀证

1. **症状** 肌肤不仁，口舌歪斜，言语不利，半身不遂，面色无华，气短乏力，心悸；舌质黯淡或瘀斑，舌苔薄白或腻，脉沉细、细缓或细弦。

2. **治法** 益气养血，化瘀通络。

3. **推荐方药** 补阳还五汤加减。

4. **组方举例** 黄芪 30g，当归尾 10g，赤芍药 10g，地龙 10g，川芎 5g，桃仁 10g，红花 10g。

5. **用法** 3 剂，400ml 水煎服，每日 1 剂，分 2 次温服。

6. **随证加减** 若语言不利明显，加石菖蒲、郁金、远志；口角流涎，加橘红、石菖蒲、远志；口眼歪斜，加全蝎、僵蚕、蜈蚣；痰浊壅盛，加天竺黄、贝母、瓜蒌、郁金、僵蚕、胆南星、半夏、橘红；便秘者，可将当归尾、桃仁剂量加大，并加肉苁蓉、瓜蒌仁；大小便失禁者，加芡实、诃子、肉桂、五味子；肢体疼痛者，加乳香、没药；上肢偏废者，加桂枝、桑枝，并将川芎用量适当加大；下肢瘫软无力者，加牛膝、川续断、狗脊、桑寄生；心烦失眠者，加首乌藤、酸枣仁、茯神；纳食差者，加山楂、麦芽、神曲。

（四）阴虚风动证

1. **症状** 一侧手足沉重麻木，口舌歪斜，舌强语謇，半身不遂，头晕头痛，耳鸣目眩，双目干涩，腰酸腿软，急躁易怒，失眠多梦；舌质红绛或黯红，少苔或无苔，脉细弦或细弦数。

2. **治法**　滋阴潜阳，镇肝息风。

3. **推荐方药**　镇肝熄风汤加减。

4. **组方举例**　怀牛膝 30g，生赭石 30g，生龙骨 15g，生牡蛎 15g，生龟板 15g，生杭芍 15g，玄参 1.5g，天冬 15g，川楝子 6g。

5. **用法**　3 剂，400ml 水煎服，每日 1 剂，分 2 次温服。

6. **随证加减**　痰热明显，加天竺黄、竹沥、川贝母清化痰热；心烦失眠，加黄芩、栀子、首乌藤清心除烦，或加珍珠母镇心安神；头痛重者，加生石决明、夏枯草清肝息风，或加地龙、全蝎通窍止痛。

（五）闭证

1. **阳闭**

（1）症状：突然昏仆，不省人事，口噤目张，气粗息高，两手握固，躁扰不宁，颜面潮红，大便干结；舌红，苔黄腻，脉弦滑数。

（2）治法：清热化痰，开窍醒神。

（3）推荐方药：羚角钩藤汤加减，另服安宫牛黄丸。

（4）组方举例：水牛角 30g，霜桑叶 6g，京川贝 12g，鲜生地 15g，双钩藤 9g（后下），滁菊花 9g，茯神木 9g，生白芍 9g，生甘草 2.5g。

（5）用法：3 剂，400ml 水煎服，每日 1 剂，分 2 次温服。

（6）随证加减：若痰热内盛，喉间有声，加服竹沥水或猴枣散豁痰镇痉；肝火旺盛，面红目赤，脉弦有力者，加龙胆草、栀子、磁石镇肝泻火；腑实热结，腹胀便秘，苔黄厚者，加生大黄、枳实、芒硝通腑导滞。

2. **阴闭**

（1）症状：突然昏倒，不省人事，牙关紧闭，口噤不开，大小便闭，面白唇黯，四肢不温；舌苔白腻，脉沉滑。

（2）治法：温阳化痰，开窍醒神。

（3）推荐方药：涤痰汤加减，另服苏合香丸。

（4）组方举例：陈皮 7g，半夏 12g，茯苓 10g，甘草 3g，枳实 10g，竹茹 15g，胆南星 12g，石菖蒲 5g，人参 5g。

（5）用法：3 剂，加生姜 5 片，400ml 水煎服，每日 1 剂，分 2 次温服。

（6）随证加减：寒象明显，加桂枝温阳化饮；兼有风象，加天麻、钩藤平肝息风。

（六）脱证

1. **症状** 突然昏仆，不省人事，目合口张，鼻鼾息微，手撒肢冷，汗多不止；舌痿，脉微欲绝。

2. **治法** 益气回阳，救阴固脱。

3. **推荐方药** 参附汤加减。

4. **组方举例** 人参10g（单煎），炮附子10g（先煎），山萸肉10g，五味子10g。

5. **用法** 3剂，加生姜5片、大枣2枚，400ml水煎服，每日1剂，分2次温服。

6. **随证加减** 汗出不止加山萸肉、黄芪、龙骨、牡蛎收敛固涩；兼有瘀象者，加丹参；面赤足冷，虚烦不安，虚阳上越，急用参附注射液静脉滴注。

二、后遗症期

（一）气虚血瘀证

1. **症状** 口舌㖞斜，言语謇涩，半身不遂，感觉减退，面色㿠白，气短乏力，自汗，舌黯淡或有齿痕，苔白腻，脉沉细。

2. **治法** 益气养血，化瘀通络。

3. **推荐方药** 补阳还五汤加减。

4. **组方举例** 黄芪30g，当归尾10g，赤芍药10g，地龙10g，川芎5g，桃仁10g，红花10g

5. **用法** 3剂，400ml水煎服，每日1剂，分2次温服。

6. **随证加减** 汗出明显者，加生牡蛎敛汗；言语不利，加远志、石菖蒲、木蝴蝶化痰利咽；肢体麻木加豨莶草、伸筋草、防己舒经活络；肢体偏废者，加全蝎、乌梢蛇、川牛膝、桑枝、地鳖虫活血通络。

（二）痰瘀阻络证

1. **症状** 口舌歪斜，舌强言謇或不语，半身不遂，偏身麻木，头晕目眩；舌质暗淡，舌苔薄白或白腻，脉弦滑。

2. **治法** 活血化瘀，化痰通络。

3. **推荐方药** 桃红四物汤加减。

4. **组方举例** 熟地15g，当归15g，白芍10g，川芎8g，桃仁9g，红花6g。

5. **用法** 3剂，400ml水煎服，每日1剂，分2次温服。

6. **随证加减** 瘀血重者，加水蛭、地龙活血祛瘀；痰盛者，加胆南星、瓜蒌清热化痰；舌苔黄腻，烦躁不安者，加黄芩、山栀清热泻火；头晕、头痛加菊花、夏枯草平肝息风；大便不通，加大黄通腑泄热凉血，涤除痰热。

（三）肝肾阴虚证

1. **症状** 口舌歪斜，舌强言謇，半身不遂，感觉减退，眩晕耳鸣，腰酸腿软，健忘失眠，咽干口燥；舌质红，少苔或无苔，脉弦细数。

2. **治法** 育阴潜阳，镇肝息风。

3. **推荐方药** 左归丸合地黄饮子加减。

4. **组方举例** 熟干地黄12g，巴戟天15g，山茱萸15g，石斛15g，肉苁蓉15g，附子15g，五味子15g，官桂15g，白茯苓15g，麦门冬15g，石菖蒲15g，远志15g。

5. **用法** 3剂，400ml水煎服，每日1剂，分2次温服。

6. **随证加减** 若腰酸腿软甚者，加杜仲、桑寄生填补肝肾；肾阳虚者，加附子、肉桂引火归原。

第二节 中医外治技术

中医外治技术多种多样，主要包括：针灸、烫熨治疗、耳穴压豆、穴位按摩、芳香疗法、熏洗疗法、穴位贴敷、拔罐与刮痧等。中医外治技术可以追溯到数千年前，早期的形式如拔罐、刮痧等，主要用于缓解疼痛和促进血液循环。随着时间的推移，中医外治技术逐渐发展，出现了针灸、推拿等更为复杂的方法。中医认为，中风的发生与体内阴阳失调、气血不和等因素有关。因此，中医外治技术通过调节阴阳、活血化瘀、通经活络，在中风治疗中发挥重要作用，可缓解中风后肢体偏瘫和失语等症状。

一、艾条灸疗法

（一）概念

艾条灸，又称艾卷灸，是用艾绒制成的艾条，烧灼或熏烤体表穴位或患部，使局部产生温热或轻度灼痛的刺激，以调整人体的生理功能，提高机体抵抗力，从而达到防病治病目的的一种治疗方法。

（二）作用及适应证

艾条灸具有温经散寒、行气活血、温补阳气等作用，对于多种疾病有较好的疗效。中风是常见慢性疾病，艾条灸法应用于中风康复时，可单用，也可与针刺或其他疗法相兼使用。

（三）常用处方

1. 中风偏瘫灸法

（1）取穴1：百会、正营、神庭、曲鬓、承灵。

（2）取穴2：百会、风池、大椎、肩井、曲池、间使、足三里。

（3）操作：每次选取1~3个上述穴位，采用艾条温和灸，每个穴位灸15分钟。

2. 中风失语灸法

（1）取穴：天窗、百会。

（2）操作：可先灸天窗穴，后灸百会穴，采用艾条温和灸各15分钟，以局部温和舒适为宜。

3. 中风便秘灸法

（1）取穴：天枢、下脘、中脘、关元、石门。

（2）操作：可选用两三个艾灸盒排列在腹部，每日1次，每次15分钟，15日为一个疗程。

4. 中风关节挛缩灸法

（1）取穴：上肢取尺泽、曲池、手三里、内关、合谷，下肢取环跳、风市、血海、阳陵泉、丘墟、太冲，均取患侧穴位。

（2）操作：可选上肢两个穴位、下肢两个穴位，用艾灸盒固定在穴位上，每日1次，每次15分钟，15日为一个疗程，以患者能耐受为宜。

（四）操作步骤

艾条灸3种常用手法的具体操作见表4-1。

表 4-1　艾条灸 3 种常用手法的操作步骤

步骤	温和灸	回旋灸	雀啄灸
准备工具	准备点燃的艾条,对准施灸穴位	准备点燃的艾条,对准施灸穴位	准备点燃的艾条,对准施灸穴位
艾条与皮肤距离	相距皮肤 2 ~ 3cm	相距皮肤 2cm	相距皮肤 3cm
艾灸部位	根据病情选择合适穴位,暴露治疗患处皮肤	根据病情选择合适穴位,暴露治疗患处皮肤	根据病情选择合适穴位,暴露治疗患处皮肤
施灸手法	以皮肤温热稍起红晕为度,对小儿或昏厥患者以及局部知觉减退的患者,操作者可将示指、中指两指置于施灸部位两侧,通过操作者手指的温度来测知施灸部位的受热程度,以便掌握施灸的时间和调节施灸的距离,防止烫伤	以皮肤温热潮红为度,操作者可均匀地直线移动或反复旋转施灸	以皮肤有温热感为度,操作者可进行一上一下、一远一近的移动,像麻雀啄食一样。注意向下活动时不可使艾条燃及皮肤,及时弹除烧完的灰烬,移动时不可过快或过慢
持续时间	在患处施灸 5 ~ 15 分钟,或根据个体差异和病情调整时间	在患处施灸 15 分钟左右,或根据个体差异和病情调整时间	在患处施灸 5 分钟左右,或根据个体差异和病情调整时间

（五）注意事项

1. 灸疗时,当以皮肤潮红、有温热感或微有灼热感为度,避免因离皮肤太近、时间过长而引起烫伤。

2. 凡取头顶部如百会等穴,应上敷棉质薄布,使用艾灸盒施灸;颜面部穴位,应闭目,干纱布遮盖双目;灸背俞穴时,应同取双侧;灸四肢穴位时,除病灶固定在一侧肢体,其他情况均应左右肢体交替选取穴位。

3. 若操作不当出现小水疱,只要注意不擦破,让其自然吸收即可。如果水疱较大,可用消毒针刺破,放出水液,再涂抹烧伤膏,用纱布包扎,待其自然恢复,或就医处理。艾灸时,患者要选择易于操作和坚持的姿势,心情放松,避免移动身体,以免烫伤。

4. 室内空气要清新,温度适中,避免吹风,以防受寒。

5. 艾灸操作的顺序,一般是先背部后腹部,先上部后下部,先头部后四肢。

6. 晕灸的防治。晕灸者极为少见，但若出现头晕、眼花、恶心、面色苍白、血压下降、心慌出汗，甚至晕倒等状况，不必惊慌，可让患者平卧，即可缓解。

7. 艾条用完后一定要完全熄灭，确保不复燃。

（六）禁忌证

1. 如遇饥饿、过饱、醉酒、疲劳、情绪不佳、虚脱等情况，应禁止施灸，以防晕厥。

2. 面部穴位慎用灸法，以防过热起水疱，影响面容。

3. 心脏、大血管及黏膜部位附近，少灸或不灸。

4. 孕妇的腹部及腰骶部不宜灸。

5. 若有出血倾向，或患有恶性肿瘤、活动性肺结核者，不宜艾灸。

6. 局部有严重水肿者，不宜施灸。

二、烫熨疗法

（一）概念

烫熨疗法是在中医理论指导下，将选定的药物碾成粗末，鲜品捣烂，放入锅内文火煸炒至烫手取出，装入布袋熨烫局部；或先将药物装入布袋，旺火蒸热取出，趁热把药包放在治疗部位上熨烫；或将药物研成细末，用布包裹或直接将药末撒于穴位或患处，用熨斗、热水袋、烫壶或炒热的盐、沙、麦麸等加热物体热熨。

（二）作用及适应证

烫熨疗法具有温通经脉、舒筋活血、散寒止痛等功效，对于多种疾病有较好的疗效。本法可通过温热作用刺激人体穴位和经络，促进血液循环和淋巴回流，改善神经功能，缓解肌肉紧张和疼痛。对于中风患者，烫熨疗法可以缓解肢体瘫痪、麻木、疼痛等症状，促进肢体功能的恢复。

（三）烫熨药包组方

1. 粗盐中药热敷方

（1）药物组成：透骨草 12g，五味子 15g，山楂 15g，当归 12g，红花 10g，生地黄 12g，羌活 10g，防风 10g，花椒 30g，粗盐粒 500g。

（2）用法：将药包放入微波炉加热 5 分钟，取出中药包，用毛巾包好于患处热敷熨烫 15 ~ 30 分钟，每天 1 次，10 次为一个疗程。

（3）功效：活血化瘀，通络止痛，缓解肌肉痉挛，对疼痛、神经血管压迫、刺激等病理改变起到一定的改善作用。

2. **舒筋活络方**

（1）药物组成：防风 27g，红花 18g，老鹳草 27g，牛膝 18g，骨碎补 27g，青风藤 27g，海风藤 27g，功劳叶 18g，当归 27g，麻黄 9g，没药 27g。

（2）用法：将药包隔水加热 10 分钟，取出沥水，用毛巾包好于患处热敷熨烫 15 ~ 30 分钟，每天 1 次，10 次为一个疗程。

（3）功效：舒筋活络，适用于中风后手足麻木，筋骨疼痛，活动不利。

3. **生姜细辛方**

（1）药物组成：老生姜 300g，细辛 80g，60 度高粱酒 100ml。

（2）用法：先将生姜洗净，细辛研末，混合捣成泥，炒热，入白酒调匀，再微炒片刻，备用。将药装入纱布袋，热敷熨烫不适部位，每次 15 ~ 30 分钟，每天 1 次，10 次为一个疗程。

（3）功效：适用于中风后腰膝酸痛，四肢发凉。

（四）操作

熨烫疗法的具体操作见表 4-2。

表 4-2　烫熨治疗操作步骤

步骤	操作内容
准备工具	准备熨烫治疗包(内含多种中草药)、毛巾等
加热药包	将熨烫治疗包放入微波炉中,加热 2 ~ 3 分钟,药包温度达 37 ~ 40℃
烫熨部位	根据病情选择不适部位,暴露患处皮肤,将加热后的药包敷在毛巾上
烫熨手法	根据个人耐热感觉情况,以"点、滚、揉、敷"的方式在皮肤上操作
持续时间	药包敷在患处 15 ~ 30 分钟,根据个体差异和病情调整时间
结束操作	取下药包,用毛巾轻轻拍打患处,帮助药效吸收

（五）注意事项

1. 不同人对烫熨治疗的反应可能有所不同。若在熨烫过程中感到不适，应立即停止并咨询医生。

2. 过敏体质者在进行治疗前应咨询医生，以免对中草药过敏。

3. 如有皮肤破损或炎症，应避免在患处进行烫熨治疗。

4. 如果出现小水疱，只要注意不擦破，让其自然吸收即可。如果水疱较大，可用消毒针刺破，放出水液，再涂抹烧伤膏，用纱布包扎，待其自然恢复，或就医处理。

（六）禁忌证

1. 忌用于皮肤破损处、身体大血管处、局部无知觉处、孕妇的腹部和腰骶部、腹部包块性质不明，以及一切炎症部位。

2. 禁用于实热证或麻醉未清醒者。

小贴士

正确掌握烫熨疗法的温度和时间

1. 浅表热疗并非越热越好　研究表明，热疗的温度在37～40℃这个区间内镇痛效果最明显。疼痛的"门控理论"提出，人体表面组织的温度信号和疼痛信号通过脊髓丘脑束传向大脑，温度信号的增多会抑制疼痛信号。温热感受器的放电在37～40℃时达到最大，当温度超过45℃时，疼痛信号会再次兴奋。此时，热疗不仅不会镇痛，反而会加重疼痛。

2. 热疗改善循环需要足够的时间　开始热疗时，皮肤温度升高，血管扩张，血流量增加；但皮下的脂肪和肌肉组织反而会因为脊髓的调节作用出现血流量下降。只有当热疗持续时间足够长，经皮吸收的能量足够多，在下丘脑的调节下，皮下脂肪和肌肉组织的血流量才会增加。目前推荐的热疗时间为15～20分钟。

三、耳穴压豆疗法

（一）概念

耳穴压豆疗法是将王不留行籽（圆滑小球状）贴敷、固定于耳穴上，按压耳穴以治疗疾病的方法。中医学认为，人体各脏腑器官在耳郭上都有相应的穴位分布，通过刺激这些穴位可以调节相应脏腑的功能，达到治疗疾病的目的。

（二）作用及适应证

耳穴压豆在中风康复中具有改善脑部血液循环的作用：通过刺激耳郭穴位，可以调节血管舒缩功能，增加脑部供血，改善脑部血液循环，促进神经功能恢复；耳穴压豆可以刺激大脑皮层，促进神经元的再生和修复，从而有助于中风后神经功能的恢复；耳穴压豆还可以缓解中风患者的头痛、眩晕、肢体麻木等症状，提高患者的生活质量。总的来说，耳穴压豆可用于治疗中风引起的失眠、焦虑、眩晕、便秘、腹泻等症状。

（三）常用处方

1. 中风后失眠，可选神门、肾、枕、心等穴。

2. 中风后焦虑，可选心、神门、肝、肾、皮质下等穴。

3. 中风引起的眩晕，可选神门、心、交感等穴。

4. 中风后便秘，可选大肠、直肠下段、皮质下、便秘点等穴。

5. 中风合并高血压，可选降压点、交感、神门、心等穴，同时可耳尖放血。

（四）操作

耳穴压豆的具体操作见表 4-3。

表 4-3　耳穴压豆疗法操作步骤

步骤	操作内容
耳穴探查	使用耳穴探针或棉签等在耳郭相应部位寻找敏感点，会有自觉压痛、胀痛等不适感，以确定穴位
耳穴消毒	用 75% 酒精棉球擦拭消毒
贴压物	根据穴位确定选取适当的压物，如王不留行籽穴贴等
贴压操作	将王不留行籽穴贴，贴在所选耳穴上，一耳选 3 ~ 5 个穴位即可

续表

步骤	操作内容
定期按压	贴压后,每日自行按压 3 ~ 5 次,每次每穴 1 ~ 2 分钟,每次贴压后可保留 3 ~ 5 天

（五）注意事项

1. **严格消毒** 耳穴压豆操作前应将所用的耳穴探棒、胶布、压物等进行严格消毒，以防止感染。

2. **穴位定位准确** 耳穴定位要准确，取穴时要根据患者体位选择舒适的位置，以便于操作和患者配合。

3. **敏感点选择恰当** 在耳穴探查时，要注意敏感点是否明显，如有异常感觉应及时询问患者并做相应调整。

4. **按压适度** 在按压时力度要适中，以个人耐受情况为准，避免饥饿、睡前按压。

5. **注意观察反应** 在贴压期间要密切观察患者反应，如出现异常情况应及时处理。

6. **避免沾水** 贴压后应注意避免耳朵沾水，以免胶布潮湿脱落。

7. **定期更换** 贴压时间不宜过长，应定期更换，以免皮肤过敏或产生其他不适。

（六）禁忌证

1. 患有严重器质性心脏病、重度贫血等疾病的患者。

2. 患有耳朵湿疹、溃疡、冻疮破溃、外耳有炎症或病变者。

3. 精神过度紧张者、女性妊娠期、有习惯性流产史等人群。

四、穴位按摩疗法

（一）概念

穴位按摩，又称推拿，是指通过特定手法作用于人体体表的特点部位或穴位的一种治疗方法，具有疏通经络、滑利关节、强筋壮骨、散寒止痛、健脾和胃、消积导滞、扶正祛邪等作用，是中医外治疗法的重要组成部分。穴位按摩是中风康复的重要手段，简便易行，便于家属学习操作，在家中就可自行按摩治疗。

（二）作用及适应证

穴位按摩可刺激人体特定穴位，激发经络之气，从而达到通经活络、调整气血、扶正祛邪的作用。适用于中风后肢体偏瘫、头晕、失眠、失语等患者。

（三）分类

除了常规的推拿治疗外，这里主要介绍三种局部按摩方法：

1. **足部按摩** 足部按摩又称足部推拿，是施术者运用适当的手法或借助于适当工具，对人体双足的病理反射区进行推拿和按摩刺激，以起到调和气血、疏通经络、调节脏腑功能、促进血液循环、增强新陈代谢等作用。

2. **耳部按摩** 是双手在耳郭不同部位进行按摩、提捏的一种治疗方法，包括按、摩、揉、搓、捏、点、掐等手法。该法对某些疾病（如头痛、神经衰弱、高血压等）的治疗有辅助效果，具有一定的保健作用。

3. **手部按摩** 中医认为，手部经络丰富，既有手三阳经、手三阴经及其穴位的循行与分布，又有十四经的沟通联系，还有众多经外奇穴分布，按摩手穴能治疗全身疾病。

（四）操作

上述三种方法的具体操作见表4-4。

表4-4 足部、耳部、手部按摩的操作步骤

类别	手法	操作步骤
足部按摩	拇指尖施压法	一只手握住脚，另一只手拇指指端用力进行按压。每天早晚各1次，每次5分钟
	示指、中指叩拳法	以一手持脚，另一手半握拳，示指或中指弯曲，以近端指间关节作为施力点。本手法在足底按摩中最为常见，每天早晚各1次，每次5分钟
	拇指直推法	以拇指指腹沿穴位区域直推，主要适用于面积较大的穴位
耳部按摩	耳郭腹背按摩法	双手掌心摩擦发热后，按摩耳郭腹背两面。先将耳郭向后按摩腹面，然后将耳郭向前按摩背面，来回反复按摩5~6次。亦可先做耳背按摩，双手掌劳宫对准耳背轻轻按揉，然后双手掌劳宫对准耳郭腹部，做全耳腹部按摩，正反各18~27次

类别	手法	操作步骤
耳部按摩	手摩耳轮法	双手握空拳,以拇指、示指沿耳轮上下来回按摩,至耳轮充血发热即可
	提拉耳垂法	双手自行提拉耳垂,手法由轻到重,每次 3 ~ 5 分钟,每日早晚各一次
手部按摩	十指对压、叉指转腕	屈肘双手当胸,拇指在内,十指相对,以掌面相接触,做有节奏的推压,幅度由小到大。然后十指交叉,各指自然夹持,不要用力,转动腕关节。每天早晚各 1 次,每次 20 分钟
	十指叉压、动腕松指	双手平行,手心向下,两手指尖朝上互相交叉入指缝中,至各指缝与手指紧贴,以肘、腕稍用力,压指、压手背,使手指的近节、中节、远节、掌指关节以及腕关节有节奏地背屈。动作要和缓,不要用爆发力,幅度由小到大,自然呼吸。然后两掌相对,保持叉指状态,各指自然夹持,不要用力,活动腕关节。每天早晚各 1 次,每次 20 分钟
	先分后合、弹伸十指	手握空拳,依照拇指、示指、中指、环指、小指的顺序,依次弹伸各指。弹伸拇指时,可用示指压之;弹伸其他各指,均以拇指压之。左右手同时进行。力量由小到大,速度均匀和缓,自然呼吸。然后双手紧握拳,用力快速弹出十指,十指尽量背屈,呈荷叶状。每天早晚各 1 次,每次 20 分钟
	虎口相擦、按揉合谷	两手拇指、示指张开呈十字交叉状,左右手相对,两手稍用力同时做一正一反、一反一正方向的有节奏的虎口相对撞擦,可连续做 8 次或 16 次。然后以拇指按揉合谷穴,左右交换,各按揉 16 次。每天早晚各 1 次
	切按指尖、捻拔十指	以一手拇指指甲缘轻轻切按各指尖端,每指 8 次,左右交换。也可相互撞击各指尖 8 次。然后以左手拇指、示指捻搓右手各指并稍用力拔伸之,各 1 遍。左右交换。每天早晚各 1 次
	甩腕松指、擦热掌背	双臂肘关节自然屈曲,腕、掌、指各关节放松,腕关节自然下垂,然后有节奏地上下甩动腕、掌、指关节。双手掌相对用力擦热,再擦热手背。每天早晚各 1 次,每次 20 分钟
	扳指扳趾、腕踝同转	自然坐位,双足悬空,两肘屈曲,两前臂平行,掌心向下,十指自然伸直,依次屈曲五指。扳屈五指的顺序是拇指、中指、小指、示指、环指,两手同时进行。扳屈手指的同时,按照同样的顺序伸屈足趾。每趾轮换扳屈 8 次。然后同时转动腕、踝关节,顺逆时针各 16 次。每天早晚各 1 次
	阴阳两仪,尽在掌中	或站或坐或躺,法则自然,全身放松,平心静气。以两手掌心相对,保持一定距离,若持球状。凝神掌中,两掌运球两极,上下左右缓慢转动。球体可大可小,两手的位置也可交换,但需始终保持掌心相对。呼吸自然,闭目养神。每次做 5 ~ 10 分钟,每天早晚各 1 次

（五）禁忌证

1. 局部皮肤、软组织或关节有感染，开放性伤口，烧伤，深静脉血栓或栓塞，骨折。

2. 全身性疾病，如急性传染病、严重感染、恶性疾患、血液病或正在接受抗凝治疗的患者。

3. 妊娠及月经期妇女的腹部、腰骶部不宜实施按摩。

五、药枕疗法

（一）概念

药枕疗法是将具有挥发性的芳香走窜药物为主的中草药置于枕芯中，做成药枕，让患者在睡觉时垫在头枕下以治疗疾病的一种传统中医疗法。由于药枕的制作使用较为方便，疗效较好，民间常将药枕作为中风康复的一种辅助方法。

（二）作用和适应证

药枕疗法是借助人体头部皮肤的接触及鼻腔黏膜对药物的吸收，不断刺激穴位和经络。清代吴尚先搜集、总结民间外治经验，在他编写的《理瀹骈文》中记载，药枕多用具有芳香开窍、安神定志、疏通经络、行气活血等作用的中药材，共奏怡神醒脑、调养脏腑、养元强身、活血通经的功效。中药药枕疗法适用于多种慢性疾病，如失眠、头痛、高血压、感冒等，亦可作为辅助治疗，用于中风恢复期和后遗症期，有醒脑开窍、清头明目等作用。

（三）药枕常用处方

1. 高血压患者，可选择杭白菊、野菊花、竹叶、木香、夏枯草、桑叶、薄荷、决明子、川芎、白芷、蔓荆子及茶叶等，各200g，将药物烘干，研成粗末装入枕芯。可滋补肝肾、养阴降压。

2. 风湿头痛患者，可选择羌活250g，白芷、川芎各200g，藿香、荆芥、苍术各150g，蔓荆子、细辛各100g，将药物一起烘干，研成粗末装入枕芯。此枕需枕在项背之下，可起到疏风胜湿、通络止痛的作用。

（四）操作

药枕疗法具体操作见表4-5。

表 4-5　药枕疗法操作步骤

步骤	操作内容
选材	选用优质的中药材,确保药物的质量和纯度
加工	将中药材进行精选、清洗、干燥、粉碎等加工步骤,确保药物细度和均匀度
填充	将加工好的药物填充在枕头或布袋中,注意填充紧实度适中
包扎	用布料或毛巾将填充好的枕头或布袋包裹,确保药物不易散落
使用	将药枕放在枕头套内,头部直接枕在药枕上
时间	每天使用时间不宜过长,建议在 6 ~ 8 小时;根据病情需要,可以调整使用频率

（五）注意事项

1. 枕芯可以选择适合自己或适合所需药材的形状，建议长 50cm、宽 15 ~ 30cm、高 5 ~ 10cm，太小或太大都有所不宜。

2. 药袋中的药物根据材质不同，处理方式也有所不同。药材的颗粒大小以枕上后颈部舒适为宜，并需要混匀才能放入棉质药袋中。

3. 枕套的选材以棉质为宜，质地以松软透气为佳；化纤、尼龙类的材质不适宜选用。

4. 药枕要根据辨证施治的原则选择制作。例如，对虚寒证候，或素体虚寒者，不宜长时间使用寒凉药物做枕。枕内物宜选用辛香平和、微凉、清轻之品，以植物花、叶、茎为好，不宜使用大辛大热、大寒及有毒之物。选药时慎用动血、破血之品。

（六）禁忌证

药枕疗法虽然没有绝对禁忌证，但有些人并不适合用中药药枕，例如：

1. 对某些中草药过敏的患者应避免使用。在使用药枕前，最好先进行过敏测试，以防出现过敏反应。

2. 孕妇、哺乳期妇女和儿童在使用药枕前应咨询医生意见。

3. 有严重心、肝、肾疾病的患者应慎用或遵医嘱使用。

六、中药熏洗疗法

（一）概念

中药熏洗疗法，是利用药物煎汤趁热在患处进行熏蒸、淋洗的治疗方法（一般先用药汤蒸汽熏，待药温降低后再洗）。此疗法是借助药力和热力，通过皮肤、黏膜作用于肌体，促使腠理疏通、脉络调和、气血流畅，从而达到预防和治疗疾病的目的。

（二）作用和适应证

中药熏洗的治疗原理主要包括两个方面：药效作用和热效应。中草药经过煮沸后释放出蒸汽和药性，通过皮肤吸收进入体内，从而达到治疗效果。同时，热蒸汽能够扩张毛孔、促进血液循环，有助于药物更好地渗透到病灶。此外，适当的热刺激还可以缓解肌肉紧张、促进炎症消散，对于缓解疼痛、舒缓疲劳也有很好的效果。中药熏洗适用于中风后失眠、便秘、腰腿痛、神经痛，以及中风恢复期的手足肿胀等。

（三）常用中药熏洗方

1. 姜葱二叶煎

（1）药方组成：老生姜 500g，苏叶 15g，艾叶、葱白头各 250g，米醋 450ml，香油 100ml，白酒 200ml。

（2）制法：先将老姜捣烂取汁，姜渣留下待用，艾叶捣烂取汁，再将两汁和苏叶、葱头共同捣烂，待用。先把米醋 250ml、香油放入锅内煎至冒烟后将姜渣下入锅内炒热，入布袋内扎口待用。再将苏叶、葱头泥一同放入锅内煮至热透加入白酒，再加米醋 200ml，入锅令其热气上冲，将患肢置于其上熏蒸，再将药袋趁热擦熨患处。如药凉再热，再熏再熨，每次熏熨 30 分钟。每日 1 剂，每日 2 次（早、晚各 1 次），10日为一个疗程。

（3）适应证：适用于中风后遗症半身不遂、行走不便。

2. 中风止痉方

（1）药方组成：川乌、红花各 20g，木瓜 30g，虎杖、香附各 10g，川芎 15g。

（2）制法：水煎取汁 500ml，擦洗患肢，同时配合按摩手法。

（3）适应证：适用于中风后肌张力增高。

3. 加减桃红四物熏蒸方

（1）药方组成：桃仁、红花、川芎、鸡血藤、赤芍药、当归各 20g。

（2）制法：上药水煎取汁，熏蒸患侧肢体，辅以步行减重训练。

（3）适应证：适用于中风后患肢肿胀。

4. 三麻木瓜汤

（1）药方组成：明天麻 3g，小胡麻 6g，升麻 9g，宣木瓜 12g，葱头 49g。

（2）制法：上药水煎取汁，用煎药水从头到手足心频频洗浴，随手搓揉，如此 10 日。

（3）适应证：适用于中风半身不遂、偏身麻木、偏枯等症。

（四）操作

熏洗疗法的具体操作见表 4-6。

表 4-6 熏洗疗法操作步骤

熏洗法选择	操作内容
全身熏洗法	可在很小的房间或浴室中进行。避免外在寒气入侵，若无适宜熏蒸用的平板，也可在药物煮沸后，将药汁倒入容器（如浴盆、浴池等）中，然后取大塑料薄膜将容器与患者罩住（头部外露），形成密闭空间进行熏疗，等到药液温度适宜时即可坐于容器中进行全身洗浴。全身熏洗一般每日 1 ~ 2 次
面部熏洗法	药物煮沸后将药汁注入消毒后的脸盆中，外罩布单，闭目，趁热熏蒸面部，等到药液温度适宜后洗头、洗面。通常为 30 分钟，每日 2 次。凡面部急性炎症渗出显著的患者应慎用
手足熏洗法	药物煮沸后将药汁注入消毒后的容器中，外罩布单，将患者手足和容器封严，趁热熏蒸，等到药液温度适宜后浸洗手足。根据患病部位不同，决定药液量的多少。例如洗足以药液浸没两足踝部为宜，洗手也应浸过腕关节。每次 15 ~ 30 分钟，每日 1 ~ 3 次

（五）注意事项

1. **确认药方** 在进行中药熏洗前，确保药方来源可靠，最好由专业中医师开具。同时，确认药材质量，避免使用假冒伪劣药品。

2. **控制温度** 先熏后泡，熏洗时水温不宜过高，以免烫伤皮肤。建议水温控制在适宜的范围内，浸泡温度以 35 ~ 45℃为宜，避免因过热造成皮肤损伤。浸渍的温度也不可过凉，过凉则效果不佳。

3. **掌握时间** 熏洗时间不宜过长或过短，最好控制在 30 分钟内，空腹或刚进食不宜进行熏洗治疗。同时，根据个人情况和医生建议掌握时间。过长的熏洗时间可能导致虚脱、受寒，而过短的时间则可能影响治疗效果。

4. **清洁皮肤** 熏洗前应先清洁皮肤，去除污垢和油脂，以利于药物吸收。清洁时避免使用刺激性强的化学清洁剂。

5. **消毒** 所用物品需清洁消毒，避免交叉感染。

6. **忌口** 在进行中药熏洗期间，应避免食用辛辣、刺激性食物，以免影响药效和身体健康。建议保持饮食清淡，多饮水，促进新陈代谢。

7. **注意反应** 使用中药熏洗时，需注意皮肤反应。如出现过敏、红肿、瘙痒等症状，应立即停止使用并咨询专业医生。

（六）禁忌证

1. **传染病患者** 如肝炎、肺结核等，熏洗时可能导致皮肤微小伤口，增加感染风险。

2. **外伤或感染部位** 这些部位皮肤破损，熏洗可能加重感染或影响伤口愈合。

3. **伤口及黏膜处** 如口腔、鼻腔、外阴等部位的伤口或炎症，熏洗药物可能对伤口产生刺激，加重病情。

4. **慢性病患者** 如高血压、糖尿病等，熏洗时需特别注意水温，避免刺激血管舒缩，影响病情。

5. **糖尿病周围神经病变者** 此类患者感觉减退或缺失，对温度不敏感，容易烫伤。

6. **过敏体质者** 部分中草药可能导致过敏反应，使用前应进行药敏测试。

7. **严重心脑血管疾病者** 熏洗时血液循环加速，可能加重心脏和血管负担。

小贴士

中药煎煮方法
1. **清洁药材** 除去药材中的尘土、砂石等。
2. **煎药容器** 最好是砂锅，也可以是搪瓷盆。

3. **浸泡药材** 用冷水浸泡 20 分钟左右。

4. **药水量** 边加水边搅拌，熏洗中药应一次加入 2～3L 水。

5. **煎药火候** 煮沸 10 分钟后用小火煎 10～15 分钟。

6. **煎药药量** 煎药量以占浴具的 2/3 为佳，且不需去药渣。

七、穴位贴敷疗法

（一）概念

穴位贴敷疗法，是以中医的经络学说为理论依据，把药物研成细末，用水、醋、酒、蛋清、蜂蜜、植物油等调成糊状，或用呈凝固状的油脂（如凡士林等）制成软膏、丸剂或饼剂，或将中药汤剂熬成膏，或将药末撒于膏药上，再直接贴敷穴位、患处（阿是穴），用来治疗疾病的一种方法。临床上常用的穴位贴敷的种类有散剂、饼剂、糊剂，还有软膏剂、硬膏剂、丸剂、贴膏剂等，具有促进局部血液循环，改善气血运行，缓解疼痛、肿胀等作用。

（二）作用和适应证

穴位贴敷疗法是传统针灸疗法和药物疗法的有机结合，其实质是一种融经络、穴位、药物为一体的复合性治疗方法，既有药物对穴位的刺激作用，又有药物本身的作用。穴位敷贴可通过不同的药物和穴位搭配，治疗中风、眩晕、头痛等神经系统疾病。

（三）常用穴位贴敷方

中风患者穴位贴敷常用药物组方：取肉桂、血竭、附子、川芎、丹参、干姜、当归等各 50g，将其混合后研磨成粉，取适量姜汁（或蜂蜜等）将药粉调制成药丸备用。

（四）操作步骤

穴位贴敷的具体操作见表 4-7。

表 4-7　穴位贴敷操作步骤

步骤	操作内容
选穴	上肢:手三里、曲池、外关、肩髃、臂臑、合谷等;下肢:足三里、血海、风市、涌泉、伏兔、环跳、三阴交、阳陵泉等
清洁穴区	用消毒棉球或纱布轻轻擦拭所选穴位周围的皮肤,保持清洁
贴敷药膏	将调制好的药丸置于敷贴上,然后贴在选定的穴位上
固定贴敷	用胶布将敷贴固定在穴位上,防止敷贴滑落或错位
贴敷时间	根据病情和医生建议,贴敷时间一般为 4～6 小时,每日一次
疗程安排	3～5 天为一疗程,可根据病情需要适当调整

（五）注意事项

1. 贴敷期间，饮食要清淡，避免烟酒，少吃羊肉、海鲜等发物，以及葱、姜、蒜、辣椒等辛辣食物。

2. 贴敷前注意检查贴敷部位是否有皮肤破损、出血、烫伤、痤疮等，避开以上部位以防感染。

3. 贴敷过程中，一旦出现过敏反应，如红疹、水疱等，应立即停用，必要时就医。

（六）禁忌证

1. 孕妇及哺乳期妇女谨慎使用，具体请咨询相关医生。

2. 对穴位贴敷的药物过敏者，禁止使用。

八、拔罐疗法

（一）概念

拔罐疗法，是一种以杯罐作为工具，借助热力排去其中的空气以产生负压，使其吸着于穴位皮肤或者患处，通过吸拔和温热刺激等，引起人体局部出现瘀血现象的一种治疗方法。根据罐的材质不同，可分为四种类型，包括玻璃罐、陶土罐、抽气罐以及水煮竹罐。其中，水煮竹罐历史悠久，取材简便，既起到拔罐时的温热刺激作用，又可发挥中药的药理功效，是民间常用的拔罐方法。

（二）作用和适应证

拔罐疗法具有开泄腠理、疏通经络、行气活血、调节脏腑功能，以及扶正祛邪等作用。适用于中风后肢体乏力、麻木及肩手综合征等患者。

（三）水煮竹罐常用方

如舒筋活络方，物组成为黄芪、当归、党参、桃仁、红花、川芎、苏木、桑枝、伸筋草、鸡血藤等。

（四）操作步骤

水煮竹罐疗法具体操作见表 4-8。

表 4-8　水煮竹罐疗法操作步骤

步骤	操作内容
清洁皮肤	操作前需要使用清水将局部皮肤清洗干净
选罐	小关节处选用小号竹罐;大关节、肌肉丰厚处则可选用大号竹罐
选穴	主穴:肩髃、曲池、合谷、环跳、伏兔、阳陵泉、足三里、腰阳关、肾俞、命门、太冲、膈俞、三阴交等;配穴:地仓、颊车、四白、颧髎、牵正、大椎、肩髎、肩外俞、白环俞、大陵、太溪、廉泉等
煮罐	将配制好的药物装入布袋内,扎紧袋口,放入锅内浸泡 0.5 小时左右,煎煮 1 小时,然后再把所需大小的竹罐投入药汁内同煮 10 分钟即可使用,用完的竹罐消毒后可再次放入锅内继续煮沸使用
拔罐	用长镊子将竹罐捞出,快速将水甩净(7 次以上),罐口向下放到毛巾上,捂住罐口待温度适宜后迅速按在相应腧穴或应拔部位的肌肤上
留罐	在罐上覆盖毛巾,留罐 5 ~ 8 分钟
起罐	用手指按压罐边皮肤,待空气进入罐体后即可取下
观察	观察皮肤情况,及时保暖

（五）注意事项

1. 应采取合理体位，选择肌肉较丰厚的部位。骨凹凸不平和毛发较多处不宜拔罐。避开有水疱、瘢痕和伤口等位置，防止烫伤。

2. 拔罐后 4 小时内禁止洗澡，注意保暖。

3. 拔罐时动作要稳、准、快，起罐时切勿强拉强扯。

4. 起罐后，如局部出现小水疱，不必处理，如水疱较大，消毒局部皮肤后，用注射器吸出液体，覆盖消毒敷料。

5. **意外情况及处理**

（1）晕罐：立即取下罐，使患者平卧，轻者饮温开水，静卧片刻即可恢复，重者应立即做相应的处理。

（2）疼痛：应及时起罐或适当放气。

（六）禁忌证

1. 如患者体质较虚弱，不建议拔罐。因为拔罐后会消耗气血，加重患者的虚弱症状。

2. 孕妇不宜拔罐。

3. 如有月经来潮、皮肤破损或患血液病者，不建议拔罐。

九、刮痧疗法

（一）概念

刮痧是以中医经络腧穴理论为指导，通过特制的刮痧器具和相应手法，蘸取一定介质，在体表进行反复刮动、摩擦，使皮肤局部出现红色粟粒状或暗红色出血点等"出痧"变化，从而达到活血透痧的目的。刮痧疗法可以分为刮痧法、撮痧法、挑痧法和放痧法四类。刮痧的部位通常在背部和颈部两侧。刮痧疗法亦可配合针灸、拔罐、刺络放血等疗法使用，以加强活血化瘀、祛邪排毒的效果。因其简、便、廉、效的特点，临床应用广泛，适合医疗及家庭保健。

（二）作用和适应证

刮痧疗法是一种传统的中医外治疗法，具有一定的保健作用，能够起到活血化瘀和疏通经络的作用，也能够帮助排湿祛寒。刮痧的适应证：治疗风寒邪气入侵而引起的感冒，也可帮助缓解头痛和咳嗽，如有呕吐、腹泻等情况，也可通过刮痧方式帮助改善，还有中暑、风热喉痛、疳积、风湿痹痛的人群也可以通过刮痧的方式进行辅助改善。

研究表明，刮痧疗法能够调节机体免疫功能，降低中风患者的并发症风险，提高整体康复效果。刮痧疗法对中风患者的治疗作用体现在以下几个方面：

1. **改善肢体功能**　刮痧疗法通过对特定穴位进行刺激，能够疏通经络、调和气血，促进肢体功能的恢复。

2. **缓解言语障碍**　中风患者常出现言语不清的症状，刮痧疗法可以通过刺激相关穴位，改善语言功能。

3. **改善吞咽困难**　中风患者还可能出现吞咽困难的症状，刮痧疗法可以刺激咽喉部穴位，促进吞咽功能的恢复。

（三）常用方法

1. **面刮法** 是最常用、最基本的刮痧方法。手持刮痧板，向刮拭的方向倾斜 30°~60°，以 45° 应用最为广泛。根据部位的需要，将刮痧板的 1/2 长边或整个长边接触皮肤，自上而下或从内到外均匀地向同一方向直线刮拭。面刮法适用于身体比较平坦部位的经络和穴位。

2. **平刮法** 操作方法与面刮法相似，只是刮痧板向刮拭方向倾斜的角度 <15°，并且向下的渗透力比较大，刮拭速度缓慢。平刮法是诊断和刮拭疼痛区域的常用方法。

3. **挤痧法** 两手示、拇指或单手示、拇指在治疗部位用力挤压，连续挤出一片紫红色痧斑为止，此法也可与放痧法、挑痧法配合使用。一般多在体表各个腧穴操作，或用于头额部位。

4. **抽痧法** 用虚掌或刮痧板拍打体表的施术部位，如脊背、胸腹、肘窝等处，直到局部皮肤充血，出现紫红色或黯黑色的痧斑、痧点为止。操作时，伸开手掌，掌心向下，掌心呈空心状，掌指关节和指关节并齐微屈，腕关节放松。拍打时，手臂固定不动，靠手腕关节活动，手掌自上向下自然落到要拍打的地方。拍打手法要有弹性、节奏，双手交替、反复、持续、均匀地拍打。

（四）操作

刮痧的具体操作见表 4-9。

表 4-9　刮痧操作步骤

步骤	操作内容
准备工作	选择合适的刮痧工具,如牛角刮痧板、玉石刮痧板等。同时准备润滑剂,如刮痧油、橄榄油等,以减少刮擦时的阻力
确定刮痧部位	根据患者的病情和需要,确定刮痧部位,如背部、颈部、四肢等
涂抹润滑剂	将适量的润滑剂涂抹在刮痧工具上,然后轻轻按摩待刮部位,使润滑剂均匀覆盖
刮痧操作	使用刮痧工具在选定部位进行刮擦,力度适中,以皮肤出现红色或紫红色痧痕为度。根据具体情况,可以采用不同的刮痧手法,如直线刮、点压刮等

步骤	操作内容
清洁皮肤	刮痧完毕后,用毛巾轻轻擦拭皮肤,清洁干净
观察痧象	注意观察刮痧后皮肤出现的痧痕,以便了解病情和调整刮痧方案

(五)注意事项

1. 刮痧应在室内进行,避免受风着凉。

2. 刮痧时应选择合适的体位,以便操作和患者舒适。

3. 刮痧过程中应注意力度适中,避免过度用力导致皮肤损伤。

4. 刮痧后应避免立即冲凉、洗浴,以免寒气侵入体内。

5. 孕妇、儿童及体质虚弱者应慎用刮痧疗法。

6. 慢性病患者如高血压、糖尿病等,需特别注意刮痧过程中的力度和时间。

(六)禁忌证

1. 传染病如肝炎、肺结核等患者,刮痧可能导致皮肤微小伤口,增加感染风险。

2. 外伤或感染部位皮肤破损,刮痧可能加重感染或影响伤口愈合。

3. 伤口及黏膜处,如口腔、鼻腔、外阴等部位的伤口或炎症,刮痧可能导致创伤和感染。

4. 严重心脑血管疾病者,如急性心肌梗死、重度高血压等,刮痧可能诱发心脑血管事件。

5. 其他特殊情况,如有严重出血倾向、过敏体质或极度虚弱者,需慎重考虑或避免使用刮痧疗法。

第三节　中医运动养生

中医运动养生多通过导引等方式实现。"导引",亦作"道引",以主动的肢体运动为主,并配合呼吸运动或自我按摩,原为中国传统的强身祛病的养生方法,也是中医治疗方法之一。《管子》《荀子》《吕氏春秋》《易筋经》等不同时期的著作均提倡运动养生,强调"正气"的作用。中医运动养生主要通过导引、气功、太极拳和易筋经等方式,发挥充沛精力、强身健体、延缓衰老、防病治病及康复的功效。

一、基本姿势

（一）站式（站桩）

站桩功是"形、意、气、力"有机结合、相互作用的一种功法。它不仅有适合于各种需要的多样化的练功姿势，还有一些特殊要求。如要求做到"内三合"和"外三合"。所谓"内三合"就是心与意合、意与气合、气与力合；"外三合"是指肩与髋合、肘与膝合、手与脚合。从而达到"形、意、气、力"完整如一、浑然一体的境界。

站桩功有很多种姿势，各姿势都有其不同的要求和作用。如站桩功的体势可高可低，体势越低，锻炼的强度就越大。两臂姿势可开可合，可高可低，可抱可撑，可按可捧。按球式即两手如按球状，意念两手各按一个水中浮球；捧水式即两手如捧一碗水，其作用也不一样。站桩功的动作可以是非对称性的，如一手上托，一手下压；也可是对称性的，即两手同时朝上或朝下。

垂撑式站桩：两脚平行分开，与肩同宽，正头平视，腰脊竖直，两臂如弓，松肩，垂肘，虚腋，手指舒展，含胸收腹，两髋内合，臀呈坐劲，两膝微屈微内扣，两脚掌平均着地。在保持这种姿势的基础上，尽量放松全身肌肉。自然呼吸，意念想象两脚如树生根，身体像青松一样挺拔屹立，岿然不动。

站桩功每天练习 2～3 次，开始时 10 分钟左右，以后逐步延长至 0.5 小时甚至 1 小时。在变换姿势时，有人主张两手高不过眉，低不过脐，远不逾尺，近不贴身。无论采用哪种姿势，都应做到"情绪宁静""自然放松""舒适自然"。一般采用自然呼吸，放松入静后，呼吸会自然变得细缓匀长。意念与姿势协调统一，对杂念也顺其自然，不人为地追求入静。

（二）坐式

坐式练功是气功中应用最普遍的练功姿势之一，又称静坐、打坐、坐忘、坐禅，易、儒、道、医、武、佛各家称谓不一。包括端坐式练功、靠坐式练功、盘坐式练功、跪坐式练功等各种具体姿势。盘坐式练功有单盘膝、双盘膝和自然盘膝三种。另外，坐式八段锦等功法也是坐式练功，主张动静结合，独具特色。

1. **端坐式练功** 自然端坐在适当高度的方凳或椅子上，头正直，松肩含胸，口眼轻闭，两手轻放在大腿上，腰部自然伸直，腹部放松，臀部的 1/3 ~ 1/2 平稳地坐在凳上，两腿分开，两膝与肩同宽，两脚平直。

坐的时候，应先观察坐的位置，不宜坐空。坐下时，先屈膝，鼓腹塌腰，气就能沉于丹田，然后慢慢落座。坐着的时候，可以进行丹田呼吸，提肛、收腹、合嘴、出气，调身体，坐得直，这对腰椎、肩、背和颈椎都有好处。若坐的时间长，应注意保暖，即便不冷也不应赤膊坐式练功。有风或天气稍凉则应披上毯子或被子。任何时候都应注意膝盖部位的保暖，以免下肢受寒。

2. **靠坐式练功** 靠坐在椅子或沙发上，背部可轻靠于椅背上，两足可略向前伸出，其他要求与端坐式练功相仿。

3. **盘坐式练功** 在较大的矮方凳、床或炕及地面的坐垫上均可盘坐。具体又包括自然盘膝（又称散盘膝）、单盘膝、双盘膝。

4. **跪坐式练功** 两膝着地，脚掌朝上，身体自然坐在脚掌上，两手互相轻握放在腹前，其余同端坐式练功。

各种坐姿均要求做到竖脊、含胸。竖脊即将脊骨自然调节正直，如果硬挺强直，腆胸叠肚，就达不到舒松的要求；但不可前俯后仰，左歪右斜，否则就违背了重心中正不倚的要领。

（三）卧式

卧式练功包括仰卧、侧卧和半卧等姿势。应注意枕头的高低要适度，仰卧时大约为 8 ~ 10cm，侧卧时与同侧肩等高，可保持侧卧时头呈水平状态，床也不宜太软，木板床加适当的铺垫为宜。

1. **仰卧** 是卧式中最基本的姿势。仰卧时平躺在床上，脸朝天，头正直，口眼轻闭，四肢自然伸展，两腿可依据个人习惯稍稍分开或并拢，双脚自然斜向两侧，或两足伸直向前探，双臂自然分放在身体两侧，手心向内，轻贴在大腿外侧，或以双臂屈肘向内，两手叠放于下丹田位置。

2. **侧卧** 基本姿势是侧卧于床，左侧卧或右侧卧均可，以右侧卧时为多，头部略向胸部收，双目轻合。两腿叠置，膝部均自然弯曲，上面的弯曲程度大些，使两足均安放在床上。上方的手臂自然伸展，手掌向下放在髋部；下方的手臂屈肘向头部，手掌向上，五指轻轻并拢，放在耳边。另外，侧卧式也可将下面的腿自然伸直，上面的腿屈膝上提，将膝部弯曲成 90° 后放在床上。两腿呈一前一后，不再叠放，并将上侧的足心顶在下侧腿的膝部。手臂的安放是将上侧手臂略向前伸，掌心按在上侧膝部；下侧手臂弯曲向上，掌心按在上侧肘部。

3. **半卧** 是在仰卧的基础上，将上半身及头部垫高，斜靠在床上，呈半坐半卧的一种练功姿势。两腿可自然伸直，也可在膝下垫物，使小腿高抬起来，这个姿势多用于卧床的体弱者。

（四）动式

以上三种均以定势练习为主，习惯称为静功，而很多导引养生技术以动作的变化转换为特色，均属于动式，如站式八段锦、五禽戏、太极拳等，一般导引调养练习要求动静结合。

二、太极拳

太极拳是我国传统的健身拳术，由于动作舒展轻柔，动中有静，圆活连贯，形气和随，外可活动筋骨，内可流通气血、协调脏腑，被广泛地用于健身防病，是一种行之有效的传统养生康复方法。

（一）养生康复机制

1. **重意念，内敛神气** 注重意念，神气内敛则"内无思想之患"而精神得养、身心欢快；精神宁静、乐观，则百脉通畅，机体自然健旺。《素问·上古天真论》云："恬淡虚无，真气从之。精神内守，病安从来。"

2. **调气机，以养周身** 注重呼吸与动作相结合，气沉丹田，以激发内气营运于身。肺司呼吸；肾主纳气，为元气之根。肺、肾协同，则呼吸细、匀、长、缓。太极拳不仅可增强和改善肺的通气功能，还可益肾而固护元气。丹田气充，则鼓荡内气周流全身，脏腑、皮肉皆得其养。

3. **动形体，以行气血** 注重以意领气，以气运身，内气发于丹田，通过旋腰转脊的动作带动全身，即所谓"以腰为轴""一动无有不动"。气经任、督、带、冲诸经脉上行于肩、臂、肘、腕，下行于胯、膝、踝，以至于手足四末，周流全身之后，气复归于丹田，故周身肌肉、筋骨、关节、四肢百骸均得到锻炼。具有活动筋骨，疏通脉络，行气活血的功效。

（二）适用范围

太极拳不仅锻炼了包括骨骼、肌肉及关节在内的机体的活动功能，还能有效锻炼神经系统、心脑血管系统、呼吸系统及消化系统的功能，适用于各种慢性病。尤其对原发性高血压、神经衰弱、消化性溃疡、支气管炎、肾病等有很好的疗效，也适于病情较轻的冠心病、肺结核、肝炎恢复期、风湿性关节炎、慢性腰痛等患者的康复锻炼。

（三）练习要领

1. **神静、意导**　要始终保持神静，排除杂念，全神贯注，用意识指导动作。神静才能以意导气，气血才能周流。

2. **含胸拔背、气沉丹田**　含胸，即胸略内含而不挺直；拔背，即脊背伸展。含胸则自能拔背，使气沉于丹田。

3. **沉肩坠肘、体松**　身体放松，不宜紧张。沉肩坠肘，松胯松腰，则经脉畅达，气血周流。

4. **全身协调、浑然一体**　太极拳要求根在于脚，发于腿，主宰于腰，形于手指，只有手、足、腰协调一致，浑然一体，方可上下相随，流畅自然。外动于形，内动于气，神为主帅，身为驱使，内外相合，则能达到意到、形到、气到的效果。

5. **以腰为轴**　太极拳中，腰是各种动作的中轴，宜始终保持中正直立，虚实变化皆由腰转动，故腰宜松、宜正直，腰松则两腿有力，正直则重心稳固。

6. **连绵自如**　动作要轻柔自然，连绵不断，不得用僵硬之拙劲，宜用意不用力。动作连续，则气流通畅；轻柔自然，则意气相合，百脉周流。

7. **呼吸均匀**　太极拳要求意、气、形的统一和协调，呼吸深长均匀十分重要，呼吸深长则动作轻柔。一般说来，吸气时，动作为合；呼气时，动作为开。呼吸均匀，气沉丹田，则必无血脉偾张之弊。

（四）注意事项

1. 练拳前先做暖身运动，必须宁神养气，吐浊纳清。

2. 练拳时注意手与眼合、眼与心合、肩与腰合、身与步合、肘与膝合、步与手合。

3. 练拳时默记其方位；严守法度，快慢自然，保持镇静。

4. 练拳时脚步不可过高，务必贴地而进。

5. 练拳后仍应保持和练拳时一样，精神不可散乱，缓慢散步数分钟，方可恢复正常活动。

三、易筋经

易筋经是一种活动肌肉、筋骨，使全身经络、气血通畅，从而增进健康、祛病延年的传统健身法。"易"指移动、活动；"筋"泛指肌肉、筋骨；"经"指常道、规范。自唐代以后，历代养生书中多有记载，成为民间广为流传的健身术之一。古代相传的易筋经姿势及锻炼法有 12 势，即韦驮献杵（含 3 势）、摘星换斗、倒拽九牛尾、出爪亮翅、九鬼拔马刀、三盘落地、青龙探爪、卧虎扑食、打躬式、掉尾式等。

（一）养生康复机制

易筋经是一种意念、呼吸、动作紧密结合的功法，尤其重视意念的锻炼。活动中要求排除杂念，通过意识的专注，力求达到"动随意行，意随气行"，以意念调节肌肉、筋骨的紧张力。其独特的"伸筋拔骨"运动形式，可使肌肉、筋骨在动势柔、缓、轻、慢的活动中，得到有意识的形、拉、收、伸。长期练功，可使肌肉、韧带富有弹性，收缩和舒张能力增强。同时，可使全身经络、气血通畅，五脏六腑调和，精力充沛。

（二）适用范围

适用于各年龄层的健康人及慢性病患者，通过上肢运动而运气壮力、活血舒筋，影响全身。

（三）练习要领

1. 精神清静，意守丹田。

2. 舌抵上腭，呼吸匀缓，腹式呼吸。

3. 松静结合，刚柔相济，身体自然放松，动随意行，意随气行，不要紧张僵硬。

4. 用力时应使肌肉逐渐收缩，达到紧张状态，然后，缓缓放松。

易筋经全套功法练习过程中要求形意相合，伸筋拔骨。练习中要做到眼随手走，神贯意注，心力兼到，才能达到事半功倍的练习效果。若在练习中神散意驰，心机妄动，形意不合，就会徒具其形而不能获实效了。

（四）注意事项

1. 体质虚弱者慎用内功练法，特别是其中的"卧虎扑食势"，运动量及难度都较大，心脏病及哮喘发作期忌用。上述患者采用外功练法时，亦宜减少每式操作次数，量力而行，循序渐进。

2. 本功法注重动静结合，在练功方式上强调动功与静功的密切结合。一方面，在练动功时要"动中静"，即保持精神宁静的状态，全神贯注，呼吸自然；另一方面，练静功时要"静中动"，即在形体外表安静的姿势状态下，保持气息运动的和谐。

3. 收功应缓慢进行，收功后对身体进行一些适当的按摩，不宜立即干重活。

四、五禽戏

五禽戏属导引范畴，由五种模仿动物的动作组成，后世依范晔《后汉书·华佗传》所载而作。该传引华佗的话："吾有一术，名五禽之戏。一曰虎，二曰鹿，三曰熊，四曰猿，五曰鸟。亦以除疾，并利蹄足。"其养生效果被历代养生家所称赞，据传华佗的徒弟吴普因长年习练此法而达到百岁高龄。

（一）养生康复机制

五禽戏属古代导引术之一，要求意守、调息和动形协调配合。意守可使精神宁静，神静则可培育真气；调息可以行气，通调经脉；动形可以强筋骨，利关节。由于是模仿五种禽兽的动作，所以，意守的部位有所不同，动作不同，所起的作用也有所区别。

虎戏即模仿虎的形象，取其神气、善用爪力和摇首摆尾、鼓荡周身的动作。要求意守命门，命门乃元阳之所居，是精血之海、元气之根、水火之宅。意守此处，有益肾强腰，壮骨生髓的作用，可以通督脉、祛风邪。

鹿戏即模仿鹿的形象，取其长寿而性灵，善运尾闾，尾闾是任、督二脉通会之处。鹿戏意守尾闾，可以引气周营于身，通经络、行血脉、舒展筋骨。

熊戏即模仿熊的形象，熊体笨力大，外静而内动。要求意守中宫（脐内），以调和气血。练熊戏时，着重于内动而外静。这样，可使头脑冷静，意气相合，真气贯通，且有健脾益胃之功效。

猿戏即模仿猿的形象，猿机警灵活，好动无定。练此戏就是要外练肢体的灵活性，内练抑制思想活动，达到思想清静，体轻身健的目的。此戏要求意守脐中，以求形动而神静。

鸟戏又称鹤戏，即模仿鹤的形象，动作轻翔舒展。练此戏要意守气海，气海乃任脉之要穴，为生气之海。鹤戏可以调达气血，疏通经络，活动筋骨关节。

五禽戏的五种功法各有侧重，但又是一个整体，是一套系统的功法。如果经常练习且不间断，则有养精神、调气血、益脏腑、通经络、活筋骨、利关节的作用。神静而气足，气足而生精，精足而化气动形，达到三元（精、气、神）合一，则可收到祛病健身的效果。

（二）适用范围

适合大多数人习练，包括某些慢性疾病，如肺气肿、高血压、冠心病、脑血管病后遗症、骨质增生症、慢性胃炎、胃溃疡、便秘、慢性支气管炎、骨关节病及前列腺肥大等疾病的康复，还可用于抗衰老及保健。

（三）练习要领

1. **全身放松**　练功时，首先要全身放松，情绪轻松乐观。以使动作不致过分僵硬、紧张，气血通畅，精神振奋。

2. **呼吸均匀**　呼吸要平静自然，用腹式呼吸，均匀和缓。吸气时，口要合闭，舌尖轻抵上腭。吸气用鼻，呼气用嘴。

3. **专注意守**　要排除杂念，精神专注，根据各项意守要求，将意志集中于意守部位，以保证意、气相随。

4. **动作自然**　五禽戏动作各不相同，如熊之沉缓、猿之轻灵、虎之刚健、鹿之温驯、鹤之活泼等。练功时，应据其动作特点而进行，动作宜自然舒展，不要拘谨。

（四）注意事项

1. 五禽戏运动量较大，应量力而行，切不可勉强。患急性疾病及严重器质性疾病者不宜应用本法。

2. 闭气法和猿戏中的倒悬式，应在医务人员指导下进行。年老体弱及患有高血压、青光眼、脑动脉硬化者不宜练习。年轻力壮者练习倒悬式需有保护措施，以免受伤。

3. 本功法可整套或分节进行锻炼，方便灵活，练习者可自行掌握，训练量以体热微出汗为宜。

五、六字诀

六字诀是我国古代流传下来的一种养生方法，为吐纳之法。其最大特点是强化人体内部的组织功能，通过呼吸导引，充分诱发和调动脏腑的潜在能力来抵抗疾病的侵袭，延缓衰老。本法最早见于南北朝陶弘景《养性延命录》所述："凡行气，以鼻纳气，以口吐气，微而行之名曰长息。纳气有一，吐气有六。纳气一者谓吸也，吐气六者谓吹、呼、嘻、呵、嘘、呬，皆为长息吐气之法。时寒可吹，时温可呼，委曲治病，吹以去风，呼以去热，嘻以去烦，呵以下气，嘘以散滞，呬以解极"。明代以后，配合肢体动作，吐纳逐渐与导引结合起来。2003年，国家体育总局组织国内专家对六字诀进行整理和研究，编创《健身气功·六字诀》。

（一）养生康复机制

六字诀是古人根据中医学天人合一、五行（金、木、水、火、土）生克制化的理论，按春、夏、秋、冬四时节序，配合五脏（肝、心、脾、肺、肾）属性，与角、徵、宫、商、羽五音的发音口型，从长期实践中总结出"嘘、呵、呼、呬、吹、嘻"六个字的口型，分别影响肝、心、脾、肺、肾和三焦。配合呼吸、意念和肢体导引，吐出脏腑之浊气，吸入天地之清气，结合后天之营卫，推动真元，使气血畅行于五脏六腑之中，以达通瘀导滞，散毒解结，调整虚实，益寿延年之效。

（二）功法特点及适用范围

六字诀是通过呬、呵、呼、嘘、吹、嘻六个字的不同发音口型，唇齿喉舌的不同用力，以牵动脏腑经络气血的运行。治病时按五行相克顺序，即"呵—呬—嘘—呼—吹—嘻"，养生则按"嘘—呵—呼—呬—吹—嘻"顺序。

1. **预备式**　两足开立，与肩同宽，头正颈直，含胸拔背，松腰松胯，双膝微屈，全身放松，呼吸自然。

2. **呼吸法**　顺腹式呼吸，先呼后吸，呼吸时读字，同时提肛、收腹、敛臀，二阴微提，体重移至足跟。

3. **调息**　每个字读六遍后，调息一次，以稍事休息，恢复自然。

（1）嘘（xu，读需）：口型为两唇微合，有横绷之力，舌尖向前并向内微缩，上下齿有微缝。

呼气念嘘字，足大趾轻轻点地，两手自小腹前缓缓抬起，手背相对，经胁肋至与肩平，两臂如鸟张翼向上、向左右分开，手心斜向上。两眼返观内照，随呼气之势尽力瞪圆。呼气尽吸气时，屈臂两手经面前、胸腹前缓缓下落，垂于体侧。再做第二次吐字。如此动作六次为一遍，做一次调息。

适用范围：嘘字功平肝气。适用于目疾、肝大、胸胁胀闷、食欲缺乏、两目干涩、头目眩晕等症。

（2）呵（he，读喝）：口型为半张，舌顶下齿，舌面下压。

呼气念呵字，足大趾轻轻点地，两手掌心向里由小腹前抬起，经体前导至胸部两乳中间位置向外翻掌，上托至眼部。呼气尽吸气时，翻转手心向面，经面前、胸腹缓缓下落，垂于体侧，再行第二次吐字。如此动作六次为一遍，做一次调息。

适用范围：呵字功补心气。适用于心悸、心绞痛、失眠、健忘、盗汗、口舌糜烂、舌强语謇等心经病证。

（3）呼（hu，读忽）：口型为撮口如管状，舌向上微卷，用力前伸。

呼气念呼字，足大趾轻轻点地，两手自小腹前抬起，手心朝上，至脐部，左手外旋上托至头顶，同时右手内旋下按至小腹前。呼气尽吸气时，左臂内旋变为掌心向里，从面前下落，同时右臂回旋掌心向里上穿，两手在胸前交叉，左手在外，右手在里，两手内旋下按至腹前，自然垂于体侧。再以同样要领，右手上托，左手下按，做第二次吐字。如此交替共做六次为一遍，做一次调息。

适用范围：呼字功培脾气。适用于腹胀、腹泻、四肢疲乏，食欲缺乏，肌肉萎缩、皮肤水肿等脾经病证。

（4）呬（si，读嘶）：口型为开唇叩齿，舌微顶下齿后。

呼气念呬字，两手从小腹前抬起，逐渐转掌心向上，至两乳平，两臂外旋，翻转手心向外成立掌，指尖对喉，然后左右展臂宽胸推掌如鸟张翼。呼气尽，随吸气之势两臂自然下落，垂于体侧，重复六次，做一次调息。

适用范围：呬字功补肺气。适用于外感伤风、发热咳嗽、痰涎上涌、呼吸急促而气短、背痛怕冷等肺经病证。

（5）吹（chui，读炊）：口型为撮口，唇出音。

呼气读吹字，足五趾抓地，足心空起，两臂自体侧提起，绕长强、肾俞向前划弧并经体前抬至锁骨平，两臂撑圆如抱球，两手指尖相对。身体下蹲，两臂随之下落，呼气尽时两手落于膝盖上部。下蹲时要做到身体正直。呼气尽，随吸气之势慢慢站起，两臂自然下落垂于身体两侧。共做六次，做一次调息。

适用范围：吹字功补肾气。适用于腰膝酸软、盗汗、遗精、阳痿、早泄、子宫虚寒等病证。

（6）嘻（xi，读希）：口型为两唇微启，舌稍后缩，舌尖向下。有喜笑自得之貌。

呼气念嘻字，足四五趾点地。两手自体侧抬起如捧物状，过腹至两乳平，两臂外旋，翻转手心向外，并向头部托举，两手心转向上，指尖相对。吸气时五指分开，由头部循身体两侧缓缓落下并以意引气至足四趾端。重复六次，调息。

适用范围：嘻字功理三焦。适用于三焦不畅引起的眩晕、耳鸣、喉痛、胸腹胀闷、小便不利等证。

（三）练习要领

1. 音要准　牢记六字诀的六个字，掌握其正确的发音方法。练功的人要按照要求去做，纯任自然，由简到繁，对读字、口型、呼吸、动作、意念，逐步进行操练，循序渐进。发音时先把声母的语音发出来，然后带出韵母的语音，并注意在发音吐气的过程中仔细体会口型的变化和定位、气息的流动和所经过的路径，在发音吐气的实践中，正确掌握发音吐气方法。开始练发音时一定要出声，在熟练掌握发音吐气方法后，可逐步过渡到吐气轻声或无声的状态。

2. **身要正** 身正是练功的基础，身正才能气顺，气顺身体才能轻盈、稳定、舒畅、愉悦。身正的要求是收膝、突臀、松胯、颈部大椎向后靠，自然出现头正、颈直、身正的姿态，以利于任、督二脉和周身气血的畅通。

3. **体要松** 练功时全身从头到脚节节放松，气随肢体放松下沉。下蹲时，要求松腰、松胯、臀部后坐，膝收住不超过脚尖，可起到强壮膝腿关节筋骨的作用。上肢抬举时做到舒展大方，以肩带肘、带手，深吸气；下落时松肩、松肘、松腕、松指，深呼气。

4. **心要静** 在练功时逐步把思想集中到功法动作上来，全神贯注练功，避免杂念，在此基础上把动作做到位。

5. **动作要协调** 保持动作的舒缓圆活、动静相兼、协调配合。在整套功法练习中，做到意、气、形相随相融，一气呵成。

（四）注意事项

1. 吐字发声是六字诀独特的练功方法，因此应特别注意口型的变化和气息的流动。熟练后应达到吐气轻声，渐至匀细悠长，最后吐气无声的状态。六字诀全套练习每个字做六次呼吸，坚持早晚各练三遍。可以单独运用，如嘘字诀、呵字诀等；也可以配合其他静功。

2. 姿势可采用平坐或自然站立。在操作过程中，如出现虚汗、心悸、头晕时，应立即停止。《医学入门》指出："至于六字气，虽能发散外邪，而中虚者，忌。"故虚证忌用。

六、八段锦

八段锦是由八种不同动作组成的健身术，故名"八段"，因为这种健身功法可以强身益寿，祛病除疾，效果甚佳，而且体势动作古朴高雅，有如展示给人们一幅绚丽多彩的锦缎，故称为"锦"。

（一）养生康复机制

八段锦属于古代导引法的一种，是形体活动与呼吸运动相结合的健身法。活动肢体可以舒展筋骨，疏通经络；与呼吸相合，则可行气活血、周流营卫、调理气机，经常练习八段锦可起到保健、防病治病的作用。《老老恒言》云："导引之法甚多，如八段锦……之类，不过宣畅气血、展舒筋骸，有益无损。"

八段锦对人体的养生康复作用，从其歌诀中即可看出。例如"两手托天理三焦"，即说明双手托天的动作，对调理三焦功能是有益的。两手托天，全身伸展，又伴随深呼吸，一则有助于三焦气机运化，二则对内脏亦有按摩、调节作用，起到通经脉、调气血、养脏腑的效果。同时，对腰背、骨骼也有良好作用。其他诸如"调理脾胃须单举""摇头摆尾去心火"等，均是通过宣畅气血、舒展筋骸达到养生目的。八段锦的每一动作都有重点锻炼的部位，综合起来则是对五官、头颈、躯干、四肢、腰、腹等全身各部位进行锻炼，对相应的脏腑以及气血、经络起到了保健、调理作用，是全面调养机体的健身功法。

（二）适用范围

本功法适用于各种慢性病患者，凡体质不是很虚弱，活动无明显障碍者，都可采用。对神经衰弱、冠心病、慢性气管炎、内脏下垂、慢性腰背痛、高血压、胃脘痛、颈椎病、脊柱后凸、肩周炎等病症尤为适用。

（三）练习要领

腹式呼吸，呼吸均匀、自然、平稳。精神放松，注意力集中于脐。全身放松，用力轻缓，切不可用僵力。

1. **站势八段锦** 双手托天理三焦，左右开弓似射雕，调理脾胃须单举，五劳七伤往后瞧，摇头摆尾去心火，两手攀足固肾腰，攒拳怒目增气力，背后七颠百病消。

2. **坐式八段锦** 叩齿三十六，两手抱昆仑。左右鸣天鼓，二十四度闻。微摆撼天柱，赤龙搅水津。闭气搓手热，背摩后精门。左右辘轳转，两脚放舒伸。叉手双虚托，低头攀足频。河车搬运讫，发火遍烧身。

（四）注意事项

1. 练习时间15～20分钟，运动量达到"微微有汗出"为最佳效果。

2. 练此功宜柔、宜缓，呼吸保持柔细匀长。练功的遍数及用力强度依体质强弱适当调节。一般宜渐次增多，不可骤然做超负荷锻炼。对于高血压、心脏病、肝硬化等病及重病恢复期患者，尤应注意。

3. 眩晕症发作期间，不宜采用"往后瞧"及"摇头摆尾"等方式。

4. 心力衰竭者，不宜做"攒拳"一式，或改"怒目奋力"为缓缓伸拳。

5. 直立性低血压者，慎用"托天""单举""背后七颠"等方式。

第四节　中医食疗及代茶饮

中医食疗就是遵循中医学的基本理论，以食物之偏性来纠正脏腑功能之偏，使之恢复正常，同时遵循"实则泻之、虚则补之"的原则。中风患者在施膳过程中应注意"调和五味，饮食有节"，除不宜过饱过饥、暴饮暴食外，还要注意饮食的多样化，使五味得当，荤素协调，同时注意饮食的寒、热、温、凉适度。

《素问·五脏生成》："多食咸，则脉凝涩而色变；多食苦，则皮槁而毛拔；多食辛，则筋急而爪枯；多食酸则肉胝胎而唇揭；多食甘，则骨痛而发落。"这些论述说明五味偏嗜，会给人体健康带来不良后果。若饮食有所偏嗜，则可能导致人体脏腑功能失调，阴阳偏盛或偏衰。如果长期偏食某种食物，久之则损伤内脏，发生病变。饮食的冷热也不宜偏嗜，如果过食寒凉，贪食生冷瓜果日久则损伤脾胃阳气，导致脾胃虚弱，寒湿内生，发生腹痛、泄泻等病。若过食辛温燥热，则可使胃肠积热，出现口渴、腹满胀痛、便秘等。

因此，重视饮食疗法是中风康复的重要环节，以防由于饮食不节，脾失健运，聚郁化热，阻滞经络，蒙蔽清窍导致病情加重或复发。

一、中风患者的中医食疗方

1. **三味粟米粥**　取荆芥穗、薄荷叶各 50g，豆豉 150g，水煎取汁，去渣后入粟米（色白者佳）150g，酌加清水共煨粥。每日 1 次，空腹服。适用于中风后言语謇涩、精神昏聩者。

2. **大枣粳米粥**　取黄芪、生姜各 15g，桂枝、白芍各 10g，加水浓煎取汁，去渣。取粳米 100g，红枣 4 枚加水煨粥。粥成后倒入药汁，调匀即可。每日 1 次。可益气通脉、温经和血，适用于治疗中风后遗症。

3. **羊肚山药汤**　取羊肚 1 具，去筋膜后洗净切片，加水煮烂后入鲜山药 200g，煮至汤汁浓稠，代粥服。适用于中风后体质虚弱者。

4. **四味粳米粥**　取天麻 9g（以布包好），枸杞 15g，红枣 7 枚，人参 3g，加水烧沸后用文火煎煮约 20 分钟。去天麻、枣核，下粳米 50～100g 共煨粥。每日 2 次。适用于中风后偏瘫伴高血压。

5. **栗子桂圆粥**　取栗子 10 个（去壳用肉），桂圆肉 15g，粳米

50g，白糖少许。先将栗子切成碎块，与米同煮成粥，将熟时放桂圆肉，食用时加白糖少许。可做早餐，或不拘时食用。可补肾、强筋、通脉，适用于中风后遗症的辅助治疗。

6. **枸杞羊肾粥**　枸杞子30g，羊肾1个，羊肉50g，粳米50g，葱、五香粉适量。将羊肾、羊肉与枸杞子并入佐料先煮20分钟，下米熬成粥即可。晨起做早餐食用。可益气、补虚、通脉，适用于中风后遗症的辅助治疗。

7. **天麻焖鸡块**　母鸡1只（约重1 500g），天麻15g，水发冬菇50g，鸡汤500ml，调料适量。将天麻洗净，切薄片，放碗内，上屉蒸10分钟取出。鸡去骨，切成3cm平方（大小）的块，用油过一下，捞出备用。将葱、姜用油煸出香味，加入鸡汤和调料，倒入鸡块，文火焖40分钟。入天麻片，5分钟后淀粉勾芡，淋上鸡油即可，佐餐食。可平肝息风，养血安神，适用于肝阳上亢之眩晕头痛，风寒湿痹之肢体麻木、酸痛、中风瘫痪等症。

8. **田参鸡肉汤**　鸡肉90g，田七10g，红参10g，黄芪30g。田七打碎，加鸡肉、生姜3片过油，把全部用料一齐放入瓦锅内，加清水适量，文火煮两小时，调味即可，随饭饮用。可益气补虚，活血通络，尤其对于中风后半身不遂、患肢肿胀、疼痛、言语不利、记忆力减退、头晕、心慌等症状具有改善作用。

9. **橘皮山楂粥**　橘皮10g，山楂肉（干品）15g，莱菔子12g，先分别焙干，共研为细末；另将糯米100g煮粥，粥将成时加入药末再稍煮，放食盐少许调味，即可食用。适用于胃纳不佳或血脂偏高者。

10. **天麻鱼头汤**　大鱼头半个，天麻10g，川芎10g，茯苓10g，姜少许。先除去鱼鳃内污物并切为两半，天麻沥干水备用。烧红锅，加入油，爆香姜片，放少许酒，倒入鱼头，双面煎去除鱼腥，1～2分钟后取出，放在吸油纸上，吸去多余油分待用，注清水于锅内，放入鱼头、天麻等，煮20～30分钟即可，放入适量盐便成。可平肝息风，适用于中风后头痛患者。

二、中风患者的代茶饮

1. **百合生梨饮**　百合、生梨、冰糖。将百合30g、1只生梨放入清水中，大火煮沸，小火煮 10 分钟，最后放入冰糖融化，即可食用。有滋阴润燥，养心安神的作用。

2. 黄芪怀山川芎茶 黄芪 30g、怀山药 30g、川芎 15g，冷水入砂锅，小火慢煮 30 分钟左右取汁，煮三次，将三次煮的汁混合代茶饮。本茶具有滋补脾胃的作用，适用于中风急性期患者。

3. 安神代茶饮 茯神、酸枣仁各 10g，枸杞子、甘草各 5g，蜂蜜适量。将茯神、酸枣仁、甘草研成粗末，将药末、枸杞子放入杯中，用开水冲泡 20 分钟后，加入蜂蜜，即可饮用，具有安神养心、补肾益气的功效。

4. 桑菊合欢茶 菊花 5g、桑叶 5g、合欢皮 5g、合欢花 5g，水煎代茶饮。有解郁宁心的作用，适用于中风后焦虑抑郁的患者。

5. 红枣菊花茯苓茶 红枣 2 颗，菊花 3～5 朵，茯苓 8g。将红枣、茯苓洗净放入壶中，加入 800ml 清水，开大火煮沸，转小火煮 10 分钟后放入菊花，继续煮 3～5 分钟即可吃枣饮茶。具有补中益气、健脾祛湿、清肝明目的作用。

6. 桑椹枸杞养生茶 桑椹 15～20g，枸杞 15～20g。将桑椹及枸杞去杂质洗净，放入炖杯中，加入 500ml 清水，把炖杯置于武火上烧开，再用文火煎煮 20 分钟即可饮用。该养生茶可滋补肝肾，生津润燥，益精明目，用于中风后肝肾阴虚，症见劳虚精亏，腰膝酸痛，津伤口渴，肠燥便秘者。

7. 姜枣饮 生姜 9g、大枣 9g、炙甘草 6g。将生姜、大枣、炙甘草放入果汁机，加热水 100ml，打匀后过滤即可，可加入红糖调味。具有温中和胃、降逆止呕的功效。适用于中风后不思饮食者。

8. 银耳茶 银耳 20g、茶叶 5g、冰糖 20g。先将银耳洗净加水与冰糖炖熟；再将茶叶泡 5 分钟取汁和入银耳汤，搅拌均匀服用。具有强精、补肾、润肠、补气和血等功效。用于肺热咳嗽、肺燥干咳等。

9. 橘红茶 橘红 3～6g，绿茶 5g。将橘红和绿茶用开水冲泡，再放锅内隔水蒸 20 分钟后服用。每日 1 剂，有理气润肺、消痰止咳之功，适用于中风后痰多息促的患者。

第五章
缺血性脑卒中健康管理的常见误区

第一节　认知误区

近年来，随着脑卒中科普知识的普及，人们对缺血性脑卒中的相关知识有了一定了解，但是在认识上还是存在一定误区，应提高警惕。如何预防和治疗脑卒中是广大民众迫切需要掌握的知识。

误区1：青年人不必担心罹患脑卒中

真相：在人们日常的印象中，脑卒中似乎与老年人密切相关，而中青年人不必为此担心。实际的情况却并非如此。近年来，随着人民生活水平的提高，社会节奏的加快，脑卒中发病年龄在不断下降。中青年时期如果不注意预防，同样会发生脑卒中。因此，中青年人切不可掉以轻心、麻痹大意，而应警惕脑卒中的危害，及早采取措施预防疾病。由于当今社会竞争激烈，中青年人工作节奏较快、应酬频繁，经常熬夜加班，再加上不合理的饮食结构等因素的影响，以往好发于老年人的脑血管病，如今已"盯"上了年轻人。随着中青年人群中高血压、糖尿病、高血脂及肥胖的发生率不断升高，极易出现脑动脉粥样硬化，从而诱发脑卒中。因此，中青年人如果出现一侧肢体乏力、麻木或偏瘫，口角歪斜，讲话口齿不清，单眼或双眼突发视物模糊，视力下降，头晕、头痛或行走失去平衡等现象时，切不可大意，一定要及时到医院进行检查，以免延误诊断与治疗。由于脑血管意外发生后对机体的致残性相当高，中青年人脑血管意外发病的增加，将给家庭、社会带来极大的经济负担。因此，尽早地发现中青年人脑血管意外有关的危险因素，给予必要的预防及治疗将是摆在我们面前的一个重要课题。

误区2：瘦人不会发生脑卒中

真相：与胖人相比，瘦人患脑卒中的概率相对低一些，但并不是不会发生脑卒中。瘦人也可患高血压、糖尿病、动脉硬化、血脂紊乱等疾病，这些都是引起脑卒中的危险因素。部分中医学者认为，瘦人常伴纳

寐欠佳，脾胃虚弱，禀赋不足，易感受外邪，正虚邪盛，可导致中风
发病。

误区 3：不需要适度增加体力活动来预防脑卒中

真相： 生命在于运动，经常运动的人患脑卒中的概率明显减少。据
统计，40 岁后的男性积极运动比不活动的同龄人发生脑卒中的风险低
30%。运动能够增强心脏功能，改善血管弹性，促进全身的血液循环，
增加脑的血流量，降低血液黏稠度和血小板的聚集性，从而减少血栓形
成。运动还能促进脂质代谢、提高血液中高密度脂蛋白胆固醇的含量，
从而预防动脉硬化。

误区 4：口眼歪斜就是脑卒中

真相： 这种认识是片面的，口眼歪斜可能是脑卒中前兆，但不一定
患有脑卒中，也有可能是患有面神经炎，尤其是在病毒感染、受凉或者
疲劳之后。面神经炎主要表现为同侧口角下垂、额纹消失、不能皱眉、
眼裂不能闭合或者闭合不全。一旦出现口角歪斜这种情况，需要进一步
检查头部 CT 及磁共振。上述检查能清晰、直观地发现脑卒中的病灶。
如果不是脑卒中则应根据口眼歪斜发生的具体病因，进行有针对性地
治疗。

误区 5：定期输液可以预防脑卒中

真相： 很多老年人认为每年输液能够疏通血管，这样就能预防脑卒
中。目前还没有科学研究来证明这种输液预防的方法是有效的。如果没
有相关脑卒中症状，单靠短期输一二种药物是不能起到预防作用的。及
时治疗相关疾病（高血压、心脏病、糖尿病、高血脂、肥胖等）和改变
不良生活方式（吸烟、酗酒、暴饮暴食等）才是预防脑卒中的有效措施。

误区 6：冬季气温骤变不会诱发脑卒中

真相： 一般而言，气温突变可诱发脑卒中。

冬季易诱发脑卒中的原因是：

1. **寒冷容易导致血压升高**　冬季环境温度下降，人体通过收缩外
周和内脏动脉血管来减少机体散热，该机制极易导致高血压患者血压不
稳定。同时，面对寒冷刺激，人体还会通过激活肾素 - 血管紧张素 - 醛
固酮系统来升高血压。

2. **寒冷导致血糖不稳定**　糖尿病患者的血糖水平比健康人群更容

易受到寒冷的影响。冬季环境温度下降，人们户外运动减少，体重增加，这可能是血糖控制不佳的原因之一。另外，非糖尿病老年人的胰岛素抵抗在冬季达高峰，因此，寒冷环境中，老年人群的血糖极易出现不稳定的情况。

3. **寒冷条件下，血脂水平增加**　冬季室外温度下降，人体的脂肪代谢也受到一定影响。研究发现，无论是否服用他汀类药物（一种降脂药）治疗，糖尿病患者的血脂水平在寒冷季节都高于温暖季节。此外，随着冬季的到来，人们户外活动减少，喜欢久坐于室内，这可进一步增加体脂量，尤其对于血脂代谢减慢的老年人来说，冬季血脂升高可能更明显。

4. **寒冷增加房颤发生率**　心房颤动是心源性缺血性卒中的主要原因。冬季是房颤患者发生缺血性卒中的高发季节。研究表明，环境温度每降低1℃，房颤的发病率就会增加3%。冬季较低的气温引起交感神经系统激活，这可能会引发房颤发作。此外，寒冷引起的血压升高可能导致心房内压的继发性升高，进而导致心房扩大以及随后的心房颤动。

5. **寒冷增加血小板活化状态**　冬天人体活动减少，血流速度变慢，血液黏稠度增加，导致血小板粘连、叠加，从而促进血小板活化、血栓形成。此外，寒冷刺激引起的机体炎症反应也是促进血小板活化的原因之一。

6. **寒冷促进动脉粥样斑块破裂**　冬季是斑块破裂的高发季节。冬天，环境中的较低温度使人体血浆胆固醇浓度升高，更容易在斑块内形成胆固醇晶体，从而导致斑块破裂。此外，寒冷刺激诱导的炎症反应也有可能促进动脉粥样硬化，甚至斑块破裂。

误区7：气温高不会引发脑卒中

真相：如果气温在32℃以上时，体温的调节主要靠汗液的蒸发。如果每天排出1 000ml或更多的汗液，虽然能使大量体温随之散失，对人体防暑有益，但是这要靠皮下血液来完成，对于老年人每况愈下的心脏来说，实在有些负担过重。"额外"的血液循环，不仅会使血压升高，有发生出血性脑卒中的危险，而且当水分补充不足时，还会因血容量不足和血液黏稠，诱发缺血性脑卒中。

另外，血流量要为散热进行重新分配，使有限的血液纷纷涌向皮肤，势必造成大脑血流量的锐减。对心血管调节功能不良及因脑动脉硬化原本供血不足的大脑来说，缺血将进一步加剧，极易诱发脑梗死。

误区 8：低血压不会诱发脑卒中

真相：脑卒中的发生主要与血管病变有关。血压过高易导致脑血管破裂出血，引发出血性脑卒中；而血压偏低也可诱发脑血栓形成，从而导致缺血性脑卒中。这是因为健康人的脑血管在一定的血压范围内有一种自身调节的功能。当脑血管发生病变时，血管的自我调节功能在较高的血压范围内才能发挥作用。当血压较低时，脑部血液流速较慢，甚至发生暂时脑血管痉挛，使脑组织缺血、缺氧、梗死。此外，血压过低时，脑血流缓慢，容易产生血小板聚集现象，使血黏度升高，形成血栓，从而引发脑卒中。所以，低血压患者也要注意预防脑卒中，如出现头晕、站立不稳，甚至晕厥时，应及时检查血压，并积极防治低血压，以预防脑血栓的形成。

误区 9：祖辈、父母的脑卒中一定会遗传给孩子

真相：如果得了脑卒中，会遗传给后代吗？其实，脑卒中不是遗传性疾病，但是也有一些遗传倾向。引起脑卒中的风险因素众多，如高血压、糖尿病、高血脂和心脏病等均与遗传有一定关系。曾有学者报道，父母、兄弟、姐妹、祖父母、外祖父母有脑卒中的人，其发病率是普通人的 4 倍，但这并不意味着脑卒中患者的孩子一定也会发生脑卒中。应重视引起脑卒中的高危因素，及时干预，预防脑卒中。

误区 10：脑卒中不能预防

真相：脑卒中具有高发生率、高死亡率和高致残率的特性，一旦患病，往往给个人、家庭、社会带来沉重的负担。那么，脑卒中能否预防呢？答案是肯定的。从脑卒中的发病特点和病理基础来看，虽然脑卒中的发病方式呈急性、突发性，但其有一个缓慢的病理演变过程。只要饮食合理，注意控制高血压和高血脂、高血糖、少量饮酒、禁烟，多参加有利于身体健康的活动，加强对相关疾病的防治，控制和去除诱发病理演变突然升级的危险因素，就可以预防脑卒中，延缓或阻止病情进展，将脑卒中的发病率降到最低限度。

误区 11：定期体检对预防脑卒中无意义

真相：预防脑卒中所进行的常规体检项目主要有血压、心电图、眼底检查、血脂、血糖、血常规、尿常规、血液流变学检测等，特殊检测项目包括脑血流图、超声多普勒等。人们可通过定期体检，及早发现身体潜伏的脑卒中的危险因素，并及时采取相应的预防和治疗措施，防止脑卒中的发生。对于年龄在40岁以上的人群，特别是有高血压、高血脂、糖尿病、动脉粥样硬化或脑卒中家族遗传史的人，更应定期进行体检，以便早发现、早诊断、早治疗。

误区12：只有偏瘫了才是脑卒中

真相：偏瘫是脑卒中的常见临床表现，但不是唯一表现，对患有高血压、高脂血症、糖尿病的老年患者，如果出现以下表现应高度怀疑脑卒中：全身麻木、乏力、流口水、舌头僵硬发麻、言语不清、单眼视物不清或发黑、猝然昏迷、眩晕、呕吐、突发的剧烈头痛或者原有头痛性质改变，甚至伴有呕吐、大小便突然失禁等，这些症状都有可能是脑卒中或脑卒中先兆的表现，要加以重视，及时就诊。

误区13：脑卒中后一定会留下偏瘫后遗症

真相：这个认识也是不全面的。首先，脑卒中的症状多种多样，根据神经功能受影响的不同，出现的症状也不一样，并不是所有脑卒中患者都会出现肢体乏力、偏瘫。其次，即使患者脑卒中后遗留有肢体乏力、麻木、偏瘫等后遗症，随着医疗技术水平的不断提高，中西医治疗手段的完善，患者恢复的概率较以前大为提高，尤其是早期及时就诊、后期遵医嘱做好预防和康复的患者。

误区14：情绪激动对脑卒中没有影响

真相：很多脑卒中是在情绪不稳定的情况下发生的。经常有激动、生气、恐惧、焦虑、兴奋、紧张等情绪的人，易在这些情绪剧烈发作的情况下出现脑卒中。研究证实，不良情绪的经常刺激能够引起大脑皮质和丘脑下部兴奋，促使去甲肾上腺素、肾上腺素及儿茶酚胺等血管活性物质的分泌增加，导致全身血管收缩、心率加快、血压上升，使脑血管内压力增大，容易在硬化血管或形成微动脉瘤的部位破裂出血，引起脑卒中。

误区15：孕产妇没有发生脑卒中的危险

真相：孕产妇易发生脑卒中，多见于妊娠晚期、分娩期和产后两周内。其发病原因主要有以下几点：①此期凝血因子、血小板增多，而纤溶酶活性下降，黏附性增加；②孕产期雌激素分泌增多，可导致血液凝固性增强；③既往口服避孕药，使血液黏稠度增加；④妊娠前已有动脉粥样硬化；⑤心源性低血压、失血性或妊娠期进行性贫血等；⑥先天血管畸形，怀孕导致内环境改变，容易诱发血管破裂出血。

误区 16：脑卒中治好之后就不会复发

真相： 脑卒中的一大特点就是容易复发，据报道脑卒中患者 5 年内复发率占到了 30% 以上，而不同类型的脑卒中复发率也不尽相同，出血性脑卒中的复发率高于缺血性脑卒中，其中复发率最高者为蛛网膜下腔出血。脑卒中的治疗结果往往只是临床症状改善或消失，首次发病后，病情虽经治疗得到了控制，但病因并没有完全消除。引起脑血管病的常见病因是高血压、脑动脉硬化、心脏病、糖尿病、高脂血症等，多属慢性疾病，彻底治疗是不容易的。经过治疗，一些易发因素虽然一时得到控制，但病后若疏于管理，不能继续坚持治疗，危险因素控制不佳，会增加脑卒中复发的概率。因此，脑卒中的复发问题应予重视，在恢复期除应积极采取各种康复措施外，还应注意治疗原发病，加强脑血管病的二级防护。

误区 17：脑卒中没有先兆表现，防不胜防

真相： 脑卒中虽然常常突然发生，令人防不胜防，但是最新的研究却发现，脑卒中的发生发展其实是一个慢性过程，通常需要几年甚至几十年不良因素的持续刺激才能形成其发病基础，动脉血管才会产生严重的损伤。有些脑卒中发生前，患者往往会感到突然的一侧肢体无力感，或者口吃（说话不太清楚），但是自己休息一下，一般 10～20 分钟，这些症状就会明显好转。在这种情况下，患者往往会认为是自己劳累了。殊不知这就是明显的脑卒中的预警信号，医学上称之为"短暂性脑缺血发作"，简称 TIA。最新的研究发现，如果产生了以上症状的患者最终发生缺血性脑卒中的比例是 33%，并且如果以上症状持续超过 1 个小时，那就很有可能已经发生了脑卒中。因此，一定要提高警惕，如果发生了一侧肢体无力、麻木及口齿不清、步态不稳和头晕、呕吐等症状，且持续 10 分钟以上，一定要引起重视，及时到医院进行相关检查。

误区 18：患了脑卒中就等于残废

真相： 脑卒中不等于残废。对于已经诊断脑卒中的患者，最重要的

是能够正确看待疾病。脑卒中有很多种类型，类型不同，病情的严重程度也不完全一样。有的甚至可能没有明显的临床症状。如部分腔隙性脑梗死，必须经过头颅的 CT 或者 MRI 检查才能发现病灶。有的虽有偏瘫，但会逐渐恢复，如短暂性脑缺血发作，症状不会持续超过 24 小时，通常 20～30 分钟即可缓解。这部分患者康复后一般不会遗留明显的后遗症状。同为脑血栓形成，因为受累部位的不同，病情的轻重也会有很大差别，所以并非所有的脑卒中都会遗留后遗症。对于急性期部分存在功能障碍的患者，也不可灰心失望，因为急性期合并的一些功能障碍，在康复期可能或多或少地都会有一定程度的恢复。只要按照医生的方案积极配合，重新回归社会也并非不可能。

误区 19：熬夜与脑卒中没有关系

真相：研究显示，睡眠时间长短与脑卒中的发生有相关性，长期睡眠不足 6 小时的人与平均睡眠 7～8 小时的人相比，脑卒中风险增加了 4.5 倍。大家普遍认为，脑卒中是"老年病"，然而近年来脑卒中越来越多地发生在中青年人群中，35 岁以下脑卒中患者占总数的 9.77%，"青年卒中"的发病率呈逐年升高的趋势。经过分析，熬夜是脑卒中发生的主要导火索，脑卒中的发病具有时间节律也已得到公认，与睡眠时长息息相关。熬夜导致脑卒中的可能原因包括：长期精神紧张、睡眠质量差、入睡时间晚、长期的焦虑情绪。这些因素又促使大脑皮层、脑叶的边缘系统、下丘脑过度活跃，使自主神经和内分泌产生变化导致血压升高，血管收缩，血小板聚集，从而引起脑卒中。

误区 20：轻微脑卒中可以等待自己好转

真相：脑卒中是发展最快、恢复最慢、死亡最多、致残最重的疾病，其最佳治疗时机是发病后几个小时内，所以脑卒中早期的患者、患者家属和医务人员做的事情是在和时间赛跑，早治疗 1 分钟，就会给患者多留下一些康复的希望。在这个时候，患者如果选择等待自己好转，是非常危险的。短暂性脑缺血发作的患者能在 24 小时内完全恢复。但大约有半数的短暂性脑缺血发作患者如果不加以必要的治疗，在 1 年内将会发生脑卒中，约有 10% 的脑卒中患者以前至少经历过一次短暂性脑缺血发作。短暂性脑缺血发作的症状与脑卒中极其相似，也会出现语言表达不清、一侧肢体无力、视力障碍或精神错乱等症状，只不过持续时间短。患者若有短暂性脑缺血发作的症状应及时就医，即一旦出现头痛、头晕，面部、肢体麻木无力等症状，要尽快到神经内科就诊。就诊越及时，治疗效果越理想。

误区 21：脑卒中发作自行前往医院和选择救护车转院没有区别

真相：在转院的时候，很多患者不是选择救护车转院，而是选择自己转院。有数据显示，选择救护车转院的脑卒中患者大约只有23%，其余77%的人选择自己找车、家里人开车或者乘出租车，这都是不太合适的。其原因如下：第一，患者或者家属并不知道哪个医院是治疗脑卒中比较好的医院；第二，如果患者在转院途中出现病情变化，非专业人员可能会因处理不当而对患者造成伤害。所以，在此建议大家：第一，要争分夺秒地抢时间；第二，要选择专业的救护车转运患者。

第二节　饮食误区

脑卒中是一种常见的脑血管疾病，饮食是预防和控制脑卒中的重要因素之一。然而，在日常生活中，人们往往会陷入一些饮食误区，不仅无法起到预防和控制脑卒中的作用，反而会加重病情。以下将列举一些常见的脑卒中饮食误区，帮助大家了解如何正确地安排脑卒中患者的饮食。

误区 1：脑卒中后需要进补

真相：俗话说"病来如山倒，病去如抽丝"。因此，中国人有个饮食习惯，待患者身体状况好转之后，家人会给予适当进补，希望帮助患者尽快恢复体力。然而，脑卒中病因病机非常复杂，盲目进补，容易陷入饮食调养误区。急性期大多数患者由于肢体瘫痪，胃肠道蠕动减慢，消化吸收功能减低出现便秘，胃口不好。此时期患者饮食宜清淡，应给予营养丰富且易消化的食物，如米粥、软面条、鱼类、瘦肉、牛奶、新鲜的蔬菜水果等。

急性期不宜煲一些过于"滋补"的汤类，以免"留邪"，影响患者的康复。恢复期和后遗症期的患者，饮食则要注意扶正气，以达到"祛邪"的目的。脑卒中患者以瘀血体质、气虚体质、肝肾亏虚体质为多。可适当进食具有活血化瘀功效的食物，如黑木耳、洋葱、山楂、香菇等，煲汤可选用当归、川芎、田七、丹参等。气虚体质的患者脾胃虚弱，可适当进食健脾益气的药膳，选用如党参、黄芪、山药、茯苓、白术、小米、莲子、鸡肉（去皮）、瘦肉（猪、牛）等煲汤，不可过食寒凉之品，以免影响脾胃运化功能。

误区 2：食用特殊食物或保健品可以预防脑卒中的发生和复发

真相： 民间有防病的偏方，如吃一些特殊的食物（野生动物、山珍等）可预防脑卒中；还有很多老年人看报纸、电视等媒体广告中的宣传，吃卵磷脂、深海鱼油等保健品，以此预防脑卒中等心脑血管疾病。以上两种做法都不可取，已经出现急性脑卒中的患者，一定要及时去医院治疗，任何保健品都无法取代药物。

误区 3：饮浓茶对脑卒中没有影响

真相： 生活中，许多人都喜欢饮茶。茶叶中的茶多酚可以起到杀菌消炎的作用，茶叶可以促进维生素 C 的吸收，改善血管弹性，增强微血管壁的渗透能力，对高血压、动脉硬化患者是有益处的。同时，茶叶中的茶素可以起到扩张血管、加速血液循环的作用，茶碱可以帮助溶解脂类物质。从这些方面来说，饮茶对中老年人还是很有益处的。但是，饮茶应以淡茶为主，不可饮浓茶。浓茶可使血压升高，茶叶中的咖啡因等物质还会使人兴奋，有时可引起头晕、头痛。因此，合理健康地饮茶有益于我们的健康，脑卒中患者适度饮茶可预防卒中后血管性痴呆的发生。值得注意的是，大量饮茶还会影响铁和钙的吸收，引起缺铁性贫血、骨质疏松等疾病。因此，脑卒中患者虽然可以饮茶，但不宜大量饮茶。《中国健康生活方式预防心血管代谢疾病指南》建议，一般成年人适量饮茶，每月茶叶消耗量为 50～250g，以绿茶为佳。

误区 4：蜂胶可以代替药物来降血压、降血脂和防治脑卒中

真相： 蜂胶是蜜蜂用树脂、上颚的分泌物、蜂蜡、少量花粉加工而成的一种具有芳香气味、黏性较大的天然混合物。其主要成分有黄酮、萜烯类、有机酸类、芳香醛类、多种氨基酸、酶、维生素、矿物质等。《神农本草经》中记载的"露蜂房"，其主要成分之一就是蜂胶，蜂胶现已被收录于《中华人民共和国药典》。蜂胶中含有丰富的生物活性物质，可以降血压、降血脂、双向调节血糖、降低血黏度、抗氧化、清除自由基，对脑卒中、冠心病等有一定的预防作用。然而，和众多保健品一样，蜂胶虽然作用广泛，但效果有限，不能替代脑卒中的治疗药物。

误区 5：喝咖啡可以预防脑卒中

真相：很多脑卒中患者有经常喝咖啡的习惯，甚至有部分患者发病前不喝咖啡，发病后通过喝咖啡的方式来促进身体康复或预防再次发生脑卒中。那么，脑卒中患者到底能喝咖啡吗？有研究发现，咖啡摄入量与脑卒中风险之间呈非线性关系。与从不喝咖啡者相比，每天喝 2、4、6、8 杯咖啡者出现脑卒中的风险分别降低 13%、17%、16%、14%。也就是说，每天摄入 4 杯咖啡时脑卒中的发病风险最低。不过该研究同时指出，中国人群的咖啡因代谢比西方人群慢，咖啡可能对中国人群脑卒中的预防作用也是有限的，且国内缺乏相关研究证据。我们必须理智地认识到，咖啡可能给脑卒中患者带来一些益处，但并不是人人都可以喝。

1. 咖啡中的咖啡因能使血压上升，所以对高血压人群而言，应避免喝含咖啡因的饮料。

2. 咖啡中的咖啡因会兴奋大脑皮层，部分患者饮用后会出现入睡困难，甚至失眠、烦躁等，反而会导致脑卒中病情加重。

3. 对有胃部疾病的患者，空腹情况下喝咖啡容易引起胃液过度分泌，很可能导致胃炎或胃溃疡的发生或加重。

总之，对脑卒中患者而言，在没有禁忌证或者不良反应的情况下，可以适度喝咖啡，但是一定不要过量。这里必须强调的是，咖啡不是灵丹妙药，也不是膳食指南上的必备营养物质，必须做到量力而行、适可而止。

误区 6：多喝含糖饮料不会诱发脑卒中

真相：大量摄取含糖饮料，首先，会促进身体内部的糖分转化为脂肪，糖分在身体中蓄积过多，还会引起体重上升、血糖升高等。其次，含糖饮料还会升高血压。最后，含糖饮料中的糖分和人工甜味剂都是增加心血管疾病、脑血管疾病以及阿尔茨海默病的风险因素，而这些都是缺血性脑卒中的危险因子。研究证实，经常摄入含糖饮料（如碳酸饮料、果汁等）者记忆力下降、脑总体积/海马缩小的风险可显著升高。此外，研究者还发现，每天摄入低热量碳酸饮料者罹患缺血性脑卒中及阿尔茨海默病的风险是不喝此类饮料者的 3 倍。

误区 7：饮水不足等不良生活习惯不会引起脑卒中

真相：持续严重的饮水不足可以诱发脑血栓！饮水不足、熬夜、心境低落、压力过大等，就如同吸烟、嗜酒、情感亢奋等不良生活习惯一样，危害着每个个体的自身脑血管安全。引发脑卒中的生活诱因源于日常生活，日常生活中持久的不良生活习惯，不仅可以导致存在脑血管基础病变的患者突发脑卒中，还可以加重原有的脑血管疾病。故此，长期的不良生活习惯，都有可能成为脑血管病的高危诱发因素！

误区 8：长期素食，就不会得脑卒中

真相：清淡素食有助于减轻动脉粥样硬化的程度，但是不等于坚持素食就不会得脑卒中。

脑血管病的根本原因是动脉粥样硬化导致的动脉血管壁功能障碍，包括斑块形成、动脉狭窄等病变。动物脂肪摄入减少，能最大限度地规避经胃肠来源的高脂肪、高胆固醇等进入机体成为动脉血管硬化的原材料，是对动脉硬化控制的有效方法之一。长期素食仅是通过管理饮食性动脉硬化因素，避免额外经饮食原因促使动脉硬化加速，来达到减少脑卒中的目的。即便是坚持素食，随着年龄增加，在 50 岁后同样会发生动脉硬化。只是坚持素食的人，其全身动脉硬化的发生可以相对晚一点或轻一点、范围小一点，但不是不会发生动脉粥样硬化。

误区 9：脑卒中后遗症期要少吃鸡蛋

真相：脑卒中后遗症期患者日常饮食应以低盐、低脂、低淀粉、高膳食纤维为原则，保证各类人体必需营养的全面吸收，但是，诸如蛋黄、动物内脏等高胆固醇食物应该限制食用。研究表明，过量的内脏摄入可使心脑血管疾病的再发率提高 10%，每次动物内脏的食用量不应超过 50g，每周最多不宜超过 100g。而诸如蛋清、豆制品等富含蛋白质的食物，可提供人体所需的必需氨基酸。健康人群每天 1 枚鸡蛋摄入并不会增加心脑血管疾病的发病风险，而每周食用 4 枚鸡蛋可降低心脑血管疾病的风险，鸡蛋中的 B 族维生素有利于降低同型半胱氨酸水平，改善血管功能。

误区 10：脑卒中患者少吃禽类肉

真相：生活中，我们一般首选富含不饱和脂肪酸的肉类，比如鸡、鸭、鹅等家禽，其次选择牛肉、猪肉、羊肉等，而肥肉和动物内脏类食物虽然含有一定量的优质蛋白质、维生素和矿物质，但其中所含大量的饱和脂肪酸和胆固醇，已被确定为可导致心脑血管病最重要的两类膳食因素，因此，要少吃或尽量不吃。猪、牛、羊等畜类肉中的蛋白质含量较低，脂肪含量较高。即使是"瘦肉"，也有近 1/3 的隐性脂肪。而禽类肉是一类高蛋白低脂肪食物，特别是鸡肉中的赖氨酸含量较高。鹅肉和鸭肉总脂肪含量低，所含脂肪主要是不饱和脂肪酸，能起到保护心脏的作用。适当摄入肉类能补脾胃，益气力，强筋骨，过量食用反而会助湿化热生痰。对于肉类的摄入，一天食用量最好不超过 200g。

误区 11：脑卒中后不该吃海鱼

真相： 鱼肉是瘦肉，属于优质蛋白，它含有人体所必需的各类氨基酸和矿物质，并且富含 DHA 等多种不饱和脂肪酸，100g 鱼肉所含脂肪不足 2g，是相同重量猪肉的五分之一。有研究发现，每日吃鱼超过 30g 和少于 6.25g 的男性相比，死亡风险降低 9%，心血管疾病死亡风险降低 10%；而每日吃鱼超过 25g 和少于 4.61g 的女性相比，死亡风险降低 8%，阿尔茨海默病和心血管病死亡风险分别降低 38% 和 10%。鱼肉中保护心脑血管的主要贡献者是脂肪酸，它可降低炎症反应，稳定斑块，延缓动脉粥样硬化进程。因此，美国心脏病协会指出，为降低缺血性脑卒中、冠心病、猝死等发生风险，建议食用富含脂肪酸的海鱼。一般说来，深海鱼的脂肪酸含量较高，主要有沙丁鱼、三文鱼、金枪鱼、鲫鱼、鳕鱼等，这些鱼类都非常适合脑卒中患者食用。值得注意的是，鱼肉蛋白质含量较丰富，过量食用容易出现腹胀、食欲不振等消化不良症状，一周食用 3～4 次即可。

第三节　用药误区

脑卒中是一种常见的脑血管疾病，药物治疗是其中的重要一环。然而，在实际治疗过程中，许多患者和家属对于脑卒中的药物治疗认识存在一些误区。我们就这些误区进行详细阐述，以期帮助患者和家属更好地理解脑卒中的药物治疗。

误区 1：安宫牛黄丸能预防治疗脑卒中

真相： 安宫牛黄丸以牛黄为主药，由郁金、犀角（现已禁用，水牛角代）、黄连、朱砂、冰片、麝香、珍珠、雄黄、黄芩等组成。其中，朱砂和雄黄均为有毒之物，含有朱砂成分的中成药，不宜超量或持久服用，肝肾功能不全者慎用。可以肯定地说，安宫牛黄丸只能作为一种发生脑卒中、高热昏厥时的急救药，但没有预防脑卒中的作用，只是缓解脑卒中的症状而已，如果把它当作保健品长期定期服用来预防脑卒中，是有一定风险的。有些人按月服用安宫牛黄丸，这种做法完全没有必要，要预防脑卒中的发生和复发更重要的是治疗原发病。脑卒中后遗症期，大多数患者遗留有不同程度的语言不利、半身不遂、口角歪斜等，再服安宫牛黄丸治疗不但无效，体质差的患者还会出现虚汗、头晕、腹泻等症状。所以不应擅自服用安宫牛黄丸。

误区 2：口服避孕药不会引起脑卒中

真相： 口服避孕药诱发的脑卒中较为常见。口服避孕药主要是通过对凝血系统、纤溶系统和血小板的破坏促发缺血性脑血管疾病。其发病机制与下列因素有关：①血凝增加和血流缓慢；②血管壁的变化，口服避孕药患者的血管壁内膜增生明显，静脉外侧隐窝内皮增生；③代谢障碍，口服避孕药中所含的甾体激素可影响脂肪和糖代谢，引起高脂血症，促进脑血栓形成；④高血压、偏头痛、血管性疾病及吸烟者，再使用口服避孕药可促使脑血管疾病的发生，其发病与避孕药中所含雌激素与孕激素的剂量有关，雌激素剂量大（> 150μg）脑血栓发病率高，含量低（< 30μg）则发病率亦低，因此，应当慎重选择口服避孕药的种类。

误区 3：治疗脑卒中的关键在于用"最好"的药物

真相： 脑卒中患者就医后，家属常存在这种想法，其实这也是一个误区。脑卒中的治疗是一种综合治疗，对于时间窗的把握也很重要，脑卒中患者如果能在溶栓时间窗内及时就医，并且无溶栓禁忌证时，可能治疗效果会更好。因此，尽早规范治疗是决定预后的重要因素。脑卒中的不同时期，治疗策略也不一样，中医药、康复手段均应及早介入，同时还要兼顾并发症的情况，全面综合地推进脑卒中的治疗。另外，出院后续的治疗、护理、康复都是不可或缺的组成部分。因此，一味追求"好药"是不正确的想法。

误区 4：药物有副作用，保健品可以预防脑卒中

真相： 有这样一种说法，药物说明书上罗列的副作用越多，服药发生副作用的概率越大，长期服药会损伤身体。其实，不良反应发生的概率和严重性与说明书罗列的多少没有必然联系。保健品的安全性及有效性尚未得到公认，且保健品都比较贵，所以不要盲目相信保健品而放弃治疗，从而贻误病情。一些保健品可能宣称具有预防脑卒中的作用，这些说法部分是基于动物实验，大都缺乏说服力。实际上，脑卒中的发病原因众多，目前尚无循证医学证据证明使用哪一种保健品可以预防脑卒中。

误区 5：脑卒中病好了，就不用吃药了

真相： 有些患者经过康复后，腿、脚能动了就不吃药了。实际上，脑卒中后即使肢体康复了，血管也不一定好转，狭窄有可能仍然存在，应遵医嘱坚持治疗，不能擅自停药。临床上有一些支架术后的患者，出院后没有坚持使用双联抗血小板聚集药物，出院后不到 2 个月，就发生支架内再狭窄甚至闭塞，支架白做了，复发风险也增高了。因此，切忌擅自停药。

误区 6：阿司匹林是预防脑卒中的灵药，可以吃吃停停

真相： 血压很高不易控制的人、有出血性疾病的人、有脑出血家族史的人，不宜服用阿司匹林。脑卒中的防控措施是综合的，阿司匹林只是预防中的一环，降压、调脂、降血糖也是重要的措施。

但有些患者担心阿司匹林的不良反应，不坚持服用，这样做是错误的。高危患者服用阿司匹林防治脑卒中应当是一个长期过程，这与阿司匹林的作用机制有关。阿司匹林在体内的分解产物与血小板中的环氧化酶结合，抑制血小板聚集，发挥抗血栓的作用，但由于血小板在血液循环中的寿命约为 7 天，随着体内新生血小板的不断诞生，血小板的聚集功能会逐渐恢复。因此，只有每天坚持服用有效剂量的阿司匹林，才能抑制新生血小板的聚集，达到预防血栓的目的，不可以随意停药。

误区 7：血压高时服药，血压正常时就可以停药

真相： 很多患者在应用降压药治疗一段时间，血压降到正常后就立即停药，结果停药后血压又升高，于是又再次使用药物降压。这种间断和无规律的治疗不但会造成血压较大幅度的波动，而且加重了动脉硬化和对心脏、脑、肾脏等器官的损害。正确的服药方法是血压降到目标范围后，在医生的指导下坚持服药。应注重平稳控制血压，减少血压大幅波动。

误区 8：他汀类药物只是降血脂药，血脂达标后即可停用

真相： 他汀类药（如阿托伐他汀、辛伐他汀等）不仅是降脂药，也是调节血脂、抗动脉粥样硬化的药物。抗动脉粥样硬化治疗需要长期服用他汀类药才能见效，若中途停药会导致粥样硬化斑块继续增长、斑块脱落或不稳定的斑块发生破裂，上述情况都会导致脑卒中再次发生。因此，如果没有其他禁忌证，一般他汀类药物应长期坚持服用。

误区 9：太早用药，以后会无效

真相： 一部分高血压患者认为，降压药用得太早会导致以后用药无效，如现在症状不重就不要用药。这种想法非常危险，因为血压升高后心、脑、肾等多个器官会在不知不觉中受到损害。血压控制得越早，越能预防心、脑、肾等器官受到的伤害，其远期预后就会越好。如果等到这些脏器出现了并发症，就已失去了最佳治疗时机。有些人由于担心降压药物的不良反应而不敢服用降压药物。实际上，仅有很少一部分人服用降压药物会有不良反应，相比高血压导致脑卒中后致残、致死的严重后果而言，服用降压药物利大于弊。

误区 10：长期用药将形成耐药性

真相： 有些人用药一段时间，即使没有不适的表现，血压稳定，也担心形成耐药性，要求换药，其实这没有必要。降压药不像抗生素类药，长期服用形成耐药性的可能性较小。有些患者开始服用药物有效，过一段时间后血压控制效果不如以前，多数是由于病情进展或者发生了其他情况所致，这时应请医生根据个体情况，添加或更换降压药物。

误区 11：高血压有"药"就行

真相： 部分高血压患者只坚持服药，不关注血压值，也不会定期测量血压。高血压患者应遵医嘱服药，但这种"盲目"用药是不可取的。要保证血压长期平稳达标，必须坚持定期测量血压并记录，以便掌握用药与血压变化的关系，降压强调个体化治疗，应该及时动态调整。也有不少患者认为，得了高血压病后肯定要坚持长期、规律地服药，但对吸烟、饮酒等不良行为不加以控制，这也是错误的。其实药物治疗应该建立在健康的生活方式之上，两者缺一不可。药物和非药物治疗哪个更重要？正确的做法是一旦确诊为需要服药的高血压患者，就一定要坚持药物治疗，以非药物治疗为辅助手段。

误区 12：三七粉可以预防脑卒中

真相： 三七粉是近年的"爆款"保健品，大家认为长期服用三七粉，可以远离各类脑血管疾病。三七是一味中药材，其性温、味甘微苦，具有散瘀止血、消肿止痛的功效。可促进血凝，又可使血块溶解，具有止血和活血的双向作用。现代研究发现，三七还有保护血管内皮细胞、抗缺氧损伤、抗动脉粥样硬化、扩张血管和降压、抗心律失常等多种药理作用。三七虽被证实有多种药理作用，但是没有任何临床研究表明能够直接预防脑卒中。从中医角度来讲，中风的主要病因病机可归结为风、火、痰、气、虚、瘀，因此，对于中风患者，无论是防还是治，都应根据不同病机、不同证型，进行有针对性的干预，而不是只依赖一味中药。我们需要理智地对待三七粉，更需要合理使用，不应盲目随流，走入误区。

误区 13：西药副作用大，用中药更好

真相： "中药没啥副作用、中药更便宜、中成药吃药方便"，很多患者认为吃了中成药就可以不吃西药，其实这种认识是错误的。脑卒中辨证使用包括中药制剂在内的中成药，可有效改善脑部供血。但脑卒中尤其是缺血性脑卒中早期除了一般治疗外，还包括溶栓、抗凝、降纤、抗血小板及神经保护等治疗。脑卒中治疗不能以中成药替代西药。对于脑卒中恢复期患者，强调控制危险因素，预防再次发生脑卒中，但目前还没有中药或中成药可以代替西药抗血小板、抗凝治疗，及时进行血压、血糖、血脂的管理。中成药治疗脑卒中，以改善症状、调理体质为主。防治脑卒中，无论中药还是西药都不能互相取代，寻找中西医结合的契合点才是提高整体疗效的关键。

主要参考文献

[1] 任海燕．脑卒中患者的健康管理 [M]．合肥：中国科学技术大学出版社，2020.

[2] 程凯，杨佃会．中医养生适宜技术 [M]．北京：人民卫生出版社，2019.

[3] 尤黎明，吴瑛．内科护理学 [M].7 版．北京：人民卫生出版社，2022.

[4] 柳国芳．老年照护图解丛书：健脑不见老 [M]．北京：人民卫生出版社，2021.

[5] 张银萍．中风防治一本通 [M]．北京：化学工业出版社，2017.

[6] 吴兢，牛耸，赵博．细说中风 [M]．北京：电子工业出版社，2019.

[7] 陈伟伟．逆转：新发高血压可康复 [M]．北京．中国轻工业出版社，2022.

[8] 谢家兴，陈霞．脑卒中康复护理技术操作规程 [M]．合肥：中国科学技术大学出版社，2021.

[9] 黄燕．中风 [M]．北京：人民卫生出版社，2013.

[10] 吴一帆，邹涛．慢病管理实务图解 [M]．北京：化学工业出版社，2018.

[11] 陈锦秀．康复护理学 [M].2 版．北京：人民卫生出版社，2016.

57检